LES
RUPTURES ARTÉRIELLES
TRAUMATIQUES

PAR

Le Docteur P. PICQUET

ANCIEN INTERNE DES HOPITAUX DE PARIS ET DE LA MATERNITÉ DE SAINT LOUIS
MEMBRE CORRESPONDANT DE LA SOCIÉTÉ ANATOMIQUE

PARIS

G. STEINHEIL, ÉDITEUR

2, RUE CASIMIR-DELAVIGNE, 2

1906

LES

RUPTURES ARTÉRIELLES

TRAUMATIQUES

DU MÊME AUTEUR

———

— Collection pelvienne suppurée ouverte spontanement dans la vessie. In Th. Gras, Paris, 1905.

— Dilatation sacciforme de la veine saphène interne (En collaboration avec Claeys) Soc. Anat., 24 novembre 1905.

— Perforation de l'uterus par un cancer du col (En collaboration avec Claeys). Soc Anat , 22 decembre 1905

— Rupture traumatique de l'artère poplitée (En collaboration avec Claeys). Soc. Anat., 29 decembre 1905

— Pièces d'autopsie d'une femme morte au debut de la chloroformisation (En collaboration avec Claeys) Soc. Anat , 5 janvier 1906.

— Rupture d'un kyste hydatique du foie dans la cavité péritonéale. — Cholépéritoine. — Echinococcose secondaire (En collaboration avec Claeys). Soc. Anat., avril 1906

LES
RUPTURES ARTÉRIELLES
TRAUMATIQUES

PAR

Le Docteur P. PICQUET

ANCIEN INTERNE DES HÔPITAUX DE PARIS ET DE LA MATERNITÉ DE SAINT-LOUIS
MEMBRE CORRESPONDANT DE LA SOCIÉTÉ ANATOMIQUE

———

PARIS

G. STEINHEIL, ÉDITEUR

2, RUE CASIMIR-DELAVIGNE, 2

—

1906

A MON PRÉSIDENT DE THÈSE

M. Le Professeur LE DENTU

MEMBRE DE L'ACADÉMIE DE MEDECINE
CHIRURGIEN DE L'HÔTEL-DIEU
OFFICIER DE LA LÉGION D'HONNEUR

A M. Le Professeur Agrégé MORESTIN

CHIRURGIEN DES HÔPITAUX

Qui a bien voulu m'indiquer le sujet de cette these et m'aider de ses conseils.

A MES MAITRES DANS LES HOPITAUX

STAGE

1900   M. Le Docteur CHAUFFARD

PROFESSEUR AGRÉGÉ, MÉDECIN DE L'HÔPITAL COCHIN

EXTERNAT

1901   M. Le Docteur GUINARD

CHIRURGIEN DE L'HÔTEL-DIEU

1902   M. Le Docteur BÉCLERE

MÉDECIN DE L'HÔPITAL SAINT-ANTOINE

—   M Le Docteur R. MARIE

MÉDECIN DE L'HOSPICE DE BRÉVANNES

INTERNAT

1903   M. Le Docteur POTHERAT

CHIRURGIEN DE L'HÔPITAL BROUSSAIS

1904   M. Le Docteur CAMPENON

PROFESSEUR AGRÉGÉ, CHIRURGIEN DE LA CHARITE

—   M. Le Docteur AUVRAY

PROFESSEUR AGRÉGÉ, CHIRURGIEN DES HÔPITAUX

1905   M. Le Docteur GUINARD

CHIRURGIEN DE L'HÔTEL-DIEU

—   M. Le Docteur BEURNIER

CHIRURGIEN DE L'HÔPITAL SAINT-LOUIS

—   M. Le Docteur MORESTIN

PROFESSEUR AGRÉGÉ, CHIRURGIEN DES HÔPITAUX

1906   M. Le Docteur AUVARD

ACCOUCHEUR A L'HÔPITAL SAINT-LOUIS

—   M. Le Docteur POTOCKI

PROFESSEUR AGRÉGÉ, ACCOUCHEUR DES HÔPITAUX

INTRODUCTION

Nous entendons par ruptures artérielles, toutes les lésions
qui vont depuis la simple éraillure de l'endartère jusqu'à la
séparation complète du vaisseau en deux tronçons. Les
conditions étiologiques de ces ruptures sont multiples, le
mécanisme en est souvent complexe, mais un fait est constant : c'est la membrane interne qui se rompt d'abord, puis
la tunique moyenne ; l'adventice cède la dernière, quand
l'agent vulnérant possède une force suffisante.

Les altérations diverses que le traumatisme peut déterminer au niveau des artères, sont décrites très complètement dans nos ouvrages classiques ; les ruptures seules ne
sont pas étudiées généralement dans un chapitre spécial.
La raison en est simple ; il est d'usage de diviser les plaies
artérielles en autant de types particuliers qu'il existe de
causes différentes pour les produire ; on distingue ainsi les
plaies par instruments piquants, tranchants, contondants ;
les ruptures échappent à une classification de ce genre en
raison de la très grande variété des circonstances dans lesquelles on les observe

De fait, leur description se trouve disséminée tout au long
de nos traités et pour en rassembler les différents morceaux,
il est nécessaire de se documenter, dans un grand nombre
d'articles, aux chapitres des complications vasculaires.
Cette documentation n'est d'ailleurs pas très copieuse ;

les ruptures artérielles sont considérées, à juste titre,
comme des accidents exceptionnels, et l'étude qui en est
faite pour chaque variété de traumatisme conserve d'ordinaire des proportions relativement modestes. Il existe, à
vrai dire, quelques monographies complètes, où nous avons
puisé beaucoup de renseignements très précieux et que
nous citerons souvent au cours de notre travail. Mais, outre
que ces monographies sont peu nombreuses, chacune d'elles
n'envisage qu'un côté de la question : celles-ci étudient par
exemple, les lésions vasculaires dans les contusions : celles-
là, dans les fractures ou dans les luxations ; d'autres, enfin,
dans les plaies par armes à feu. Nous nous sommes placé
à un tout autre point de vue ; toutes les observations que
nous avons pu lire dans les bulletins des sociétés savantes
et dans les mémoires des recueils périodiques, nous sont
apparues avec un air de parenté très manifeste, en dépit
de la variété des accidents qui se trouvaient en cause. Partant de ce fait, il nous a semblé que la rupture d'une grosse
artère suffisait à établir entre des traumatismes très différents, une analogie si remarquable, qu'il devenait possible
de faire abstraction de leurs caractères particuliers et de
donner une description d'ensemble de la complication vasculaire commune à tous. Qu'il s'agisse, en effet, d'une contusion, d'une fracture, d'une luxation ou d'une plaie par
arme à feu, c'est la lésion artérielle qui constitue le fait
important, la chose grave ; c'est elle qui domine d'emblée
la situation par les accidents qu'elle prépare, par l'évolution
clinique particulière qu'elle dirige, par les difficultés thérapeutiques qu'elle soulève. Nous nous sommes proposé
précisément d'esquisser cette physionomie bien spéciale

que la rupture d'un gros vaisseau impose à des traumatismes par ailleurs très divers. Nous avons divisé notre travail en deux parties ; dans la première, nous avons traité les questions de mécanisme, d'anatomie et de physiologie pathologiques, dont l'importance pratique est en somme secondaire, mais qui nous ont permis dans la seconde partie d'envisager en connaissance de cause, le côté clinique de notre sujet et de discuter d'une manière plus rationnelle les problèmes du traitement.

Deux remarques méritent d'être faites : d'abord, nous ne parlerons que des ruptures des artères saines ; ensuite, nous laisserons de côté ces contusions énormes, ces arrachements étendus où tout un membre se trouve broyé ou dilacéré. Les dégâts sont ici tellement considérables, qu'au milieu d'eux les lésions vasculaires ne méritent plus de retenir spécialement l'attention, car elles n'ajoutent rien à la gravité de l'accident, aussi bien ces traumatismes suscitent des questions de chirurgie d'urgence qui sortent du cadre de notre étude.

ÉTIOLOGIE

Les ruptures artérielles résultent de violences très diverses et il serait fastidieux d'en dresser toute la liste D'une
manière générale, on peut répartir en trois groupes leurs
causes déterminantes :

Tantôt le traumatisme porte en plein sur le trajet d'un
vaisseau et la solution de continuité se produit au point
d'application de la force vulnérante. Tantôt, l'artère cède en
un endroit distant de celui qui a été frappé.

Dans le premier cas, la rupture est par *cause directe*;
dans le second, elle est *indirecte*.

Enfin, pour sacrifier à l'usage, nous placerons dans un
troisième groupe les ruptures très rares qui résultent d'efforts violents ou de mouvements trop brusques.

1º Les ruptures par *cause directe* sont produites ordinairement par des violences considérables. Les observations
rapportent surtout des écrasements par des véhicules lourdement chargés, dont les roues ont passé sur un membre ;
des chocs rudes où le corps, suivant les cas, représentait la
résistance ou la puissance. coup de timon de voiture ou
de tampon de tramway, coup de pied de cheval, chute sur
l'angle d'un trottoir, le coin d'un meuble, etc... Fréquemment encore, il s'agit de blessés dont le bras ou la jambe
se sont trouvés saisis par une courroie de transmission et
broyés dans un engrenage.

Il est bien rare que des traumatismes aussi importants

déterminent uniquement des lésions vasculaires ; il est de règle qu'ils produisent du même coup des dégâts plus ou moins considérables au niveau des parties molles, des os et des articulations. Il peut arriver néanmoins, que l'artère seule soit blessée, indépendamment de tout autre organe. On comprend facilement, en effet, que la peau puisse se laisser déprimer et demeurer intacte, alors que le traumatisme altère gravement les plans profonds et en particulier les vaisseaux. On conçoit même, dans ces conditions, qu'une artère prise entre l'agent vulnérant et un plan osseux, puisse être rompue seule, quand l'os résiste. Cette rupture isolée d'une artère par *attrition sous-cutanée directe* constitue « un type très particulier de traumatisme » que M. Lejars a étudié en 1898 dans la *Revue de chirurgie*. Son mémoire n'en contient que trente-quatre observations, ce qui prouve la rareté de semblables traumatismes ; nous pouvons en ajouter quelques autres ; sans compter les observations déjà anciennes de Lidell qui remontent à 1870, 1873, 1875, il en existe cinq nouvelles à notre connaissance : une première publiée par Rivet dans la *Semaine médicale* en 1898, une autre par M. Michel dans la *Gazette des Hôpitaux* en 1901, la troisième communiquée par M. Lejars à la *Société de chirurgie de Paris* en 1902, la quatrième par M. Vincent à la *Société de chirurgie de Lyon* la même année, la dernière, enfin, nous est personnelle.

Est-il bien utile d'étudier à part les cas où l'artère est rompue isolément, et ceux où il existe en même temps, plaie des téguments, contusion grave des parties molles, fracture ou luxation ? Nous ne le croyons pas, car dans ces deux ordres de faits, le chirurgien a des préoccupations commu-

nes, qui lui viennent de la lésion artérielle et c'est la crainte
de la gangrène qui domine toute l'histoire de ces traumatismes.

L'artère la plus fréquemment atteinte est la poplitée.
Merle (1), dans une thèse récente, a étudié l'occlusion de ce
vaisseau par rupture de ses tuniques interne et moyenne.
La fémorale, l'humérale, la tibiale antérieure sont souvent
encore intéressées. La rupture de l'axillaire est bien moins
fréquente ; et les observations deviennent très rares quand
il s'agit d'autres artères '

Tillaux (2) a communiqué à la *Société de chirurgie* un
cas de rupture de l'iliaque primitive.

Brummer (3), Mauclaire et Bourguignon (4) ont observé
des ruptures de l'iliaque externe. Dans deux observations
très curieuses, l'une de Verneuil (5), l'autre de Rivet (6),
c'est la carotide qui est en cause.

Les *projectiles d'armes à feu* produisent aussi des ruptures artérielles par cause directe. Lidell a donné la description de ces lésions vasculaires dans l'*Encyclopédie internationale de chirurgie* ; M. Delorme (7) les a reproduites expérimentalement ; MM. Chauvel et Nimier (8) en ont com-
plété l'étude. Ces ruptures sont toujours en communication
avec l'air extérieur, aussi l'infection y joue-t-elle un rôle
considérable.

(1) MERLE, Th. de Paris, 1901.
(2) TILLAUX, *Bull. et Mem. Soc. chir.*, 1876.
(3) BRUMMER, *Deutsche militararztliche Zeitschrift*, 1891.
(4) MAUCLAIRE et BOURGUIGNON, *Bull. Soc. anat* , 1902.
(5) VERNEUIL, *Bull. Acad. med* , 1872.
(6) RIVET, *Semaine médicale*, 1898.
(7) DELORME, *Traité de chirurgie de guerre*, t. I
(8) CHAUVEL et NIMIER, *Traite pratique de chirurgie d'armee*

2° Les ruptures d'artère par *cause indirecte* ne se rencontrent jamais isolées ; elles accompagnent toujours des fractures ou des luxations. En voici la raison ; elles sont le résultat de coudures et d'étirements vasculaires, qui ne sont pas possibles tant que les parties résistantes des membres, squelette et ligaments articulaires, conservent leur intégrité et continuent à soutenir les parties molles Toute violence extérieure qui est parvenue à rompre un gros vaisseau, a donc commencé nécessairement par briser un os ou par disloquer une jointure A ce titre, *les lésions artérielles sont concomitantes des fractures ou des luxations,* mais contrairement à l'opinion courante, *elles n'en dépendent pas.*

C'est dans les fractures de jambe qu'on trouve le plus grand nombre de ruptures vasculaires. Nepveu, dans son mémoire à la *Société de chirurgie,* en 1875, en a donné quelques belles observations

Des lésions de la poplitée et de la fémorale peuvent également se rencontrer en même temps que des fractures suscondyliennes et diaphysaires du fémur On observe moins fréquemment des ruptures de l'humérale et des artères de l'avant-bras dans les fractures du membre supérieur.

Les lésions artérielles qui viennent compliquer les luxations se produisent soit au moment même du déplacement des surfaces articulaires, soit pendant les manœuvres de réduction. Cras (1), Ribereau (2), Bonfils (3) ont étudié ces complications vasculaires à l'épaule ; Adam (4) s'est occupé

(1) Cras, *Bull. Soc. de chirurg.,* 1884.
(2) Ribereau, Th. de Bordeaux, 1894.
(3) Bonfils, Th. de Paris, 1897-1898.
(4) Adam, *Gaz. des Hôpitaux,* 1892.

de celles du genou ; Merle (1) en a fourni quelques exemples.

3° *Les efforts, les mouvements brusques* ou *trop étendus* seraient capables, d'après les auteurs, de produire des ruptures vasculaires.

Eppinger (2), notamment, a soutenu que les tuniques internes des artères pouvaient se rompre par augmentation de la pression sanguine dans les grands efforts. La chose ne doit pas être fréquente, en admettant même qu'elle puisse exister ; et nous admettrions plus volontiers que les lésions produites par ce mécanisme, ont été favorisées par l'état pathologique des parois vasculaires.

Il doit être exceptionnel également de rencontrer des ruptures artérielles par *mouvements forcés*, sans qu'il existe, d'autre part, aucune lésion au niveau du squelette ou des jointures. Pour qu'une artère cède par simple élongation, il est nécessaire que la cause vulnérante agisse avec une très grande force et l'on comprend mal comment une pareille violence peut épargner complètement les os et les articulations. De fait, les quelques observations qui décrivent de semblables ruptures, mentionnent en même temps la présence d'une grosse entorse dans le voisinage ; cela signifie que le mouvement forcé n'a pas déplacé d'une manière permanente les surfaces articulaires, mais qu'il a produit néanmoins temporairement une véritable subluxation. L'observation de Jungst (3) (obs. XVI) est à cet égard très remarquable. Elle rapporte l'histoire d'un jeune homme

(1) Merle, *Loc. cit.*
(2) Eppinger, *Archiv fur klin. Chir.*, Bd XXXV.
(3) Jungst, *Berliner klin. Woch.*, 1884.

de 19 ans qui eut l'avant-bras pris par une courroie de transmission ; il en résulta une fracture du radius et du cubitus,
avec troubles circulatoires graves au niveau de l'avant-bras
et de la main. Au sixième jour, il fallut amputer le bras ;
on découvrit une rupture de l'artère humérale et une déchirure de la capsule de l'articulation du coude à sa partie
antérieure. Il n'est pas douteux que la distension articulaire, dont témoignaient les lésions de la capsule, n'aient
été l'agent de la rupture artérielle.

Dans certains cas, le traumatisme s'est trouvé vraiment
réduit au minimum Ainsi, le malade de Turner se fit une
rupture des tuniques internes de l'artère humérale en portant sa main derrière son dos pour chercher un objet dans
sa poche. M. Delbet a observé un fait analogue : « déchirure incomplète de l'humérale chez un malade endormi
pour une résection du maxillaire et dont le bras avait simplement été écarté du tronc sans violence ». Dans ces deux
cas, il est fort probable que les tuniques artérielles étaient
antérieurement altérées ; c'est la seule manière d'expliquer
la facilité de leur rupture. On conçoit, en effet, qu'un vaisseau soit d'autant plus fragile que ses parois sont moins
saines.

Faut-il admettre, pourtant, la thèse soutenue par M. Berger à la *Société anatomique* en 1875, d'après laquelle il serait
presque impossible d'observer des déchirures incomplètes
dans des artères qui auraient conservé toute leur souplesse ?
Cette opinion est partagée par beaucoup d'auteurs, qui font
jouer à l'*âge* un rôle capital comme *cause prédisposante* des
ruptures artérielles, en raison des altérations athéromateuses que comporte souvent la vieillesse. Ils invoquent la so-

lidité des gaînes des artères, l'extensibilité et l'élasticité de leurs parois, la fluidité du contenu sanguin, la laxité du tissu conjonctif périvasculaire, pour affirmer que des artères saines défient la plupart des traumatismes et échappent d'ordinaire aisément à l'écrasement ou à l'élongation ; à les croire, elles céderaient seulement quand elles seraient usées par l'âge ou rongées par l'athérome.

Il y a dans tout ceci une grande part d'exagération. C'est aux faits qu'il faut toujours retourner pour juger la théorie et les faits ne démontrent en aucune façon ce rôle prépondérant des altérations préexistantes des parois vasculaires. Le plus grand nombre des observations que nous avons compulsées, notent l'intégrité des tuniques artérielles. Nous admettrons donc que dans la plupart des cas, les différents traumatismes que nous avons énumérés plus haut suffisent à eux seuls, par leur violence, à déterminer la rupture des artères.

Aussi, contrairement aux auteurs précédents, ce n'est plus la *vieillesse* que nous invoquerons comme cause prédisposante, mais bien l'*âge adulte* et le *sexe* ; car ce sont surtout des *hommes* de vingt à cinquante ans qui se trouvent exposés à des accidents assez graves pour entraîner les importantes lésions vasculaires que nous allons étudier.

ANATOMIE PATHOLOGIQUE

Quel que soit le mécanisme qui préside à la rupture d'une artère, qu'il s'agisse d'attrition ou d'arrachement, *c'est toujours la tunique interne qui cède la première*. Les différentes lésions qu'on peut rencontrer procèdent donc toujours de dedans en dehors ; elles commencent à la tunique interne et, suivant l'importance du traumatisme, ou bien elles se limitent à l'endartère, ou bien elles s'étendent à la couche moyenne et au delà de celle-ci à la tunique externe qui résiste à la dernière.

L'observation de MM. Legueu et Meslay (1) constitue pourtant une exception à cette règle. Il s'agit d'une rupture de la lame élastique interne et de la couche musculo-élastique de l'artère temporale avec conservation de l'endartère et de l'adventice. Le malade, un jeune homme de 17 ans, à la suite d'une chute de bicyclette, vit se former en quelques jours deux petites dilatations anévrysmales sur le trajet de la temporale superficielle. Les deux tumeurs extirpées furent l'objet d'un examen histologique et l'on put voir nettement sur l'une d'elles l'endartère et la périartère arriver au contact et s'accoler, comme au travers d'une déchirure de la tunique moyenne disparue.

Les auteurs étudient trois degrés de rupture artérielle. Dans le premier degré, la tunique interne est seule lésée.

(1) Legueu et Meslay, *Bull. Soc. anat.*, 1899.

Dans le deuxième, les tuniques interne et moyenne sont rompues simultanément. Dans la troisième, la solution de continuité comprend toute l'épaisseur du vaisseau. Nous nous contenterons d'étudier séparément les ruptures incomplètes et les ruptures complètes et nous décrirons les choses telles qu'elles se présentent dans les autopsies.

1° **Ruptures incomplètes.** — La dissection des vaisseaux blessés est toujours assez pénible, même quand il n'y a pas eu de rupture vasculaire importante. Le tissu cellulaire est gorgé de sérosité. Des extravasats sanguins s'infiltrent entre les muscles et l'on reconnaît difficilement les organes sous l'enduit noirâtre qui les recouvre. Quand la plaie est enfin déblayée et que l'artère est à découvert, on est parfois tout étonné de la trouver normale en apparence. Au cours de sa dissection, M. Potherat (1) trouve d'abord l'artère intacte extérieurement. Dans un cas analogue, M. Picou (2) note de même qu'on ne découvre rien d'anormal dans l'aspect extérieur du vaisseau. Pourtant, la tunique externe est souvent noire, infiltrée de sang et sous le doigt qui la presse, l'artère résiste ; elle est transformée en un cordon de consistance pâteuse, comme si elle était remplie par une injection de suif, mollement poussée. On l'incise alors avec précaution et après avoir traversé une paroi souvent épaissie, friable et plus ou moins imprégnée de sang, on tombe sur un caillot sanguin, d'adhérence variable, qui s'effile vers l'extrémité centrale et se prolonge vers la périphérie dans l'artère principale et même dans ses branches. L'état des parois du vaisseau explique cette thrombose. L'endartère

(1) Potherat, *Soc. anat.*, 1888.
(2) Picou, *Soc. anat.*, 1895.

peut présenter seulement quelques éraillures, « des éraflures comparables à celles qu'on aurait produites en passant légèrement la pointe d'une épingle sur la membrane interne » (Delorme). Plus souvent on la trouve dilacérée, réduite en lambeaux flottants dans la cavité artérielle et ses débris sont devenus le point de départ du caillot. Il est possible même qu'une sorte de valvule irrégulière soit constituée par une portion de la membrane interne écartée de la paroi et soulevée par le courant sanguin. Chuquet (1) décrit un fragment de ce genre, long de 7 à 8 millimètres, « guère plus épais qu'une feuille de baudruche ».

Quand les lésions sont plus profondes et qu'elles intéressent la couche moyenne, les tuniques déchirées obéissent à leur élasticité, elles se recroquevillent à l'intérieur du vaisseau. Au niveau de leur rupture l'adventice se resserre de telle sorte que l'artère semble formée de deux tronçons, réunis par une partie étranglée, comme un tube de verre effilé à la lampe. Le recroquevillement des membranes internes et l'étirement de la tunique externe peuvent d'ailleurs manquer. Picou (2) le signale avec soin dans son observation ; et dans le cas de Nicaise (3), où le traumatisme avait été plus considérable, les tuniques internes étaient broyées dans l'intérieur de l'externe, au point que leurs débris informes effaçaient complètement la cavité vasculaire.

Nous sommes ainsi conduit, dès maintenant, à distinguer l'état des artères dans les ruptures par arrachement et dans les ruptures par écrasement. Dans les premières, en effet,

(1) Chuquet, *Soc anat*, 1877.
(2) Picou, *Loc. cit.*
(3) Nicaise, in thèse Decaye, Paris, 1879.

la celluleuse étirée, les membranes internes rétractées prouvent l'élongation subie par le vaisseau. Dans les secondes les tuniques sont contuses, désorganisées sur une certaine étendue, sans recroquevillement possible de leurs débris.

Il serait superflu de décrire plus longuement tous ces détails anatomo-pathologiques bien connus et sans grande importance pratique. L'étude des *complications* offre certainement plus d'intérêt.

Dans les ruptures artérielles incomplètes, tout concourt à favoriser la coagulation du sang. La paroi dépouillée par places de son endothélium normal devient irrégulière et rugueuse. La cavité vasculaire est en partie comblée par les débris flottants des tuniques ou par leurs lambeaux recroquevillés. Le calibre de l'artère se trouve diminué par l'étranglement de l'adventice au niveau de la rupture, par l'infiltration sanguine qui se produit à distance entre les tuniques, voire même par la contraction vasculaire qui s'exerce au-dessus et au-dessous du point blessé. De fait, dans la majorité des cas, ces ruptures aboutissent à la *thrombose artérielle*. Le caillot peut être court, limité au segment vasculaire lésé ; plus souvent il se prolonge à grande distance jusque dans les branches collatérales ; et même des fragments emboliques détachés de sa masse principale vont s'engager plus loin encore dans les fins rameaux périphériques. On comprend à quel point la circulation doit être entravée par cette oblitération artérielle étendue et combien la *gangrène* est menaçante dans tout le territoire ischémié.

La thrombose, pour être presque la règle, peut parfois

manquer, ou tout au moins se réduire à quelques menues coagulations fibrineuses sans grand danger pour la circulation. Que deviennent alors les lésions pariétales de l'artère rompue quand les accidents gangréneux, absents ou limités, leur laissent le temps d'évoluer ? — Si ces lésions se bornent à quelques éraillures de l'endothélium, la réparation est rapide par prolifération hâtive de la tunique interne. Si la rupture est plus profonde, deux cas sont à considérer suivant que la réparation peut se faire ou non *aseptiquement*. L'infection intervient-elle? l'*hémorragie secondaire* doit être redoutée. L'escarre vasculaire ramollie par la suppuration se détache et entraîne une perte de substance dans la paroi du vaisseau (obs. XXX); un hématome circonscrit ou diffus en est la conséquence. Les contusions par balles, comme l'a bien montré Lidell (1), prédisposent plus que toutes les autres à cette complication.

A l'abri des agents microbiens, la cicatrisation se produit par prolifération de la tunique interne, mais les formations musculo-élastiques de la tunique moyenne ne se réparent pas. Le point rompu cicatrisé ayant perdu sa résistance, cédera peu à peu sous la poussée sanguine et un *anévrysme traumatique* se constituera. Nous n'avons pas à en retracer l'histoire, mais peut-être conviendrait-il de faire une place à un type particulier, qui est remarquable par sa production rapide et par sa rupture précoce ; nous voulons parler de l'*anévrysme mixte externe*. Lidell en explique la formation de la manière suivante : « quand l'enroulement des tuniques ne suffit pas à boucher le vaisseau, la pression du sang peut

(1) Lidell, *Encyclop Internat. de chirurgie*, t. III, p. 226.

distendre la tunique externe, en faire un sac anévrysmal, constituant ainsi une variété très intéressante d'anévrysme traumatique. » Il cite comme exemples des observations empruntées à Home et à Clarke. Nous avons observé un anévrysme de ce genre chez un malade de l'hôpital Saint-Louis, qui eut l'artère poplitée rompue par attribution sous-cutanée directe :

Pendant les trois premiers jours qui suivirent l'accident, on constata seulement au point blessé une petite tumeur, grosse comme une noix, animée de battements. Le troisième jour, elle augmenta brusquement de volume, au point de former au-dessus du jarret une saillie plus grosse que les deux poings. On ouvrit ce vaste hématome artériel et l'on remarqua entre les deux bouts de l'artère rompue un lambeau de tunique externe irrégulier, déchiqueté, pareil au débris d'une poche qui aurait éclaté.

Il existe d'autres faits semblables rapportés par Pelletan et par Malgaigne. Ce type rare d'anévrysme nous paraît intéressant à plusieurs points de vue. D'abord son développement est très précoce, contemporain de l'accident lui-même : il est donc indispensable en clinique de savoir interpréter les signes particuliers qui révèlent sa présence dans un traumatisme. D'autre part, sa fragilité est extrême ; il est voué fatalement à la rupture dans un délai très rapproché et de ce fait il constitue une source d'hémorragie secondaire, dont la possibilité entraîne des indications thérapeutiques spéciales.

2° **Ruptures complètes.** — Elles intéressent toute l'épaisseur de l'artère, les deux bouts s'écartent et suivant les cas le sang s'épanche en grande quantité et forme un *héma-*

tome artériel, ou au contraire l'écoulement sanguin est insignifiant, à peine plus abondant que dans les ruptures incomplètes.

Quand l'hémorragie est notable, le sang ne peut pas s'épancher au dehors, soit que la peau reste intacte, soit que la plaie étroite, anfractueuse, se trouve en partie comblée par des débris musculaires et aponévrotiques. Le sang s'infiltre dans le tissu cellulaire et il peut en remplir au loin les mailles d'une manière tout à fait diffuse, ou bien il le refoule, le tasse, de manière à s'en faire une sorte de paroi. La poche ainsi formée est très tendue, car le sang y conserve une pression égale à celle qu'il a dans l'artère. La paroi épaisse est doublée de caillots noirâtres, fortement adhérents aux organes voisins et c'est à grand'peine qu'on découvre profondément la lésion vasculaire qui a causé l'hémorragie. La section de l'artère n'est jamais une section nette : les deux tuniques internes broyées ne présentent que des débris informes, méconnaissables sous le sang qui les imprègne ; la tunique externe les enveloppe d'un manchon irrégulier, parfois coupé circulairement, mais plus souvent en biseau, avec des bords frangés et déchiquetés : ce sont là des lésions typiques des plaies par *écrasement,* Mais plus fréquemment encore on rencontre la disposition caractéristique des plaies par *arrachement.* Alors les membranes internes sont recroquevillées dans la cavité vasculaire et chaque bout de l'artère est coiffé par l'adventice qui s'y dispose en cône très allongé ; un caillot se développe, qui rappelle l'aspect en tête de clou signalé par J.-L. Petit. Ces lésions sont analogues à celles qu'on obtient par la torsion des artères et l'hémostase spontanée en est parfois la conséquence. Cette terminaison heureuse est d'ailleurs loin d'être la règle ; on rencontre rarement, en effet, dans la pratique, cette rétraction parfaite des tuniques internes, cet effilement régulier de la tunique externe qu'on peut obtenir expérimentalement et qui seuls parviennent à réaliser une hémostase certaine. Très fréquemment, les membranes internes sont contuses autant qu'étirées et elles se recroquevillent mal ; la tunique externe s'évide tantôt sur le bout supérieur, tantôt sur le bout inférieur. Ainsi M Pozzi (1) rapporte qu'au niveau d'une artère fémorale rompue, le bout supérieur « terminé en massue, ressemble à celui d'une artère sectionnée par une balle, par contusion... Le bout inférieur est terminé par une extrémité très allongée, comme celle d'un tube de verre effilé à la lampe, formée par l'allongement de la tunique externe » (obs. III). Dans ce cas particulier le bout cardiaque du vaisseau blessé se trouvait bien mal protégé contre l'hémorragie, puisque les membranes internes étaient à peine revenues sur elles-mêmes et que la celluleuse, en partie détachée, restait adhérente au bout inférieur. Chuquet a communiqué un fait semblable à la *Société anatomique* en 1877 ; et Duret a insisté sur la fréquence de cette disposition, devant la même Société en 1875 et 1878 ; Lidell en a fourni quelques exemples.

Ces questions d'anatomie pathologique et de mécanisme sont en somme secondaires et il importe avant tout de répéter à propos des ruptures. complètes les conclusions que nous formulions plus haut. Ici encore la voie artérielle principale se trouve interrompue et de ce seul fait l'entrave

(1) Pozzi, *Soc anat*, 1868.

apportée à la circulation est très sérieuse. Ce n'est pas tout ;
l'épanchement sanguin d'ordinaire abondant qui se forme
autour du vaisseau rompu, constitue une cause nouvelle et
très importante d'arrêt circulatoire. La tension de cet hématome est considérable quand les deux bouts de l'artère
viennent s'y ouvrir à plein canal. Les tissus voisins se trouvent violemment refoulés ; les artères secondaires de faible
calibre et de parois minces, les veines aux tuniques peu résistantes se laissent comprimer, et le retour du sang par
les voies collatérales devient tout à fait impossible. La
gangrène nous apparaît donc comme la conséquence à peu
près fatale des ruptures artérielles complètes ; la présence
d'un vaste épanchement sanguin suffit à rendre son apparition plus précoce encore, son allure plus envahissante, son
évolution plus périlleuse.

3º *L'état des grosses veines satellites* a son importance
dans la pathogénie de la gangrène et il convient de faire
entrer leurs lésions en ligne de compte. Plusieurs cas sont
possibles suivant que le traumatisme a porté de préférence
ses effets sur l'artère ou sur la veine, ou qu'il les a blessées
pareillement. Voici les dispositions différentes qu'on peut
observer :

a) *C'est la veine qui présente les désordres les plus graves.*
— Le cas est tout à fait exceptionnel. Nous n'en connais-
sons qu'une observation citée par Lidell, qui rapporte l'histoire d'un jeune homme frappé au genou par un cheval
emporté ; la veine poplitée fut totalement sectionnée ; la
rupture de l'artère demeura incomplète (obs. VI).

b) *La veine et l'artère sont toutes deux pareillement rompues.*

L'observation de M. Kirmisson (1) nous en offre un exemple très net : on y trouve les deux vaisseaux complètement sectionnés (obs. XIII).

c) *L'artère seule est atteinte, la veine est indemne.* — C'est le cas du blessé de Cival (2) (obs. V).

d) Il existe en même temps qu'une lésion artérielle plus ou moins étendue, une *thrombose veineuse* provoquée d'ordinaire par des altérations minimes des tuniques internes du vaisseau. *C'est la disposition la plus fréquente.* Chez notre malade en particulier, la poplitée était entièrement rompue, mais la veine était simplement remplie par un caillot fibrineux très peu adhérent aux parois qui semblaient intactes.

Le fait à retenir, c'est que *la veine se rompt bien moins facilement que l'artère.* Sa tunique moyenne résiste davantage sans doute parce que la formation musculaire y est moins continue à l'inverse du tissu conjonctif qui est plus abondant. Mais, pour légères que soient les lésions de la veine, elles n'en sont pas moins constantes et dans la plupart des cas elles aboutissent à la thrombose du vaisseau. Il y a lieu de se demander la part qui revient à cette obstruction dans le développement de la gangrène.

A la vérité, il semble aujourd'hui nettement établi que les thromboses veineuses même étendues n'amènent jamais le sphacèle ; c'est la conclusion formulée par Nicaise (3) dans sa thèse d'agrégation. Mais si le fait est exact en soi, il nous paraît incontestable que l'oblitération veineuse ag-

---

(1) Kirmisson, *Bull Soc. anat*, 1878.
(2) Cival, Th de Paris, 1874
(3) Nicaise, *Des plaies et de la ligature des veines* Th. d'agrég., 1872.

grave encore la gêne circulatoire, quand elle vient compliquer l'obstruction de l'artère ; partant, tout traitement chirurgical qui a pour but de rétablir le cours du sang en agissant seulement sur l'obstacle artériel, risque fort de se montrer insuffisant, puisqu'il laisse subsister la thrombose de la veine.

MÉCANISME

Le mécanisme des ruptures artérielles est souvent complexe et, suivant les cas, les éléments qui le composent, interviennent isolément ou, au contraire, combinent leur action Cette notion ressort déjà de l'étude anatomique qui précède. C'est par elle, en effet, que nous avons appris à distinguer certains types particuliers de rupture qui correspondent à des modes d'action différents de l'agent traumatique ; et, comme nous avons trouvé fréquemment plusieurs de ces types réunis sur une même pièce, nous pouvons conclure de la diversité des lésions à la diversité du mécanisme. Il est certain néanmoins que *c'est l'élongation qui joue le rôle capital* ; le fait est facile à démontrer. Elle intervient, en effet, dans la plupart des *ruptures directes*, qui se font au point même d'application du traumatisme. Son action est plus évidente encore dans les ruptures par *cause indirecte* qui se produisent en un endroit éloigné du point frappé.

1° Les ruptures artérielles *directes* qui relèvent de l'attrition pure et simple, sont en réalité très rares ; l'arrachement y joue toujours un certain rôle et l'on doit admettre que *l'agent vulnérant qui écrase une artère et la fait éclater, tend aussi à la rompre en l'étirant.*

Tous les traumatismes que nous avons énumérés plus haut, pourraient maintenant nous fournir des exemples. Nous en rappellerons quelques-uns.

Le blessé de Potherat (obs. XVIII) fut renversé par une pièce de vin qu'il était occupé à ranger. Le fût roula tout le long de la cuisse et la tunique interne de l'artère poplitée fut rompue. Il semble incontestable, dans ce cas, que le vaisseau soumis à la fois à une contusion et à une élongation, céda à l'action combinée de ces deux mécanismes. La même explication convient encore aux lésions produites dans les écrasements par des véhicules lourdement chargés. Les membres sont alors presque toujours pris en écharpe, comme dans l'observation de M. Pozzi (obs. III), où la roue d'une voiture passa sur la cuisse, en suivant un trajet oblique de l'épine iliaque antérieure et supérieure jusqu'au tiers inférieur de la cuisse. Les parties molles sont écrasées sans doute, mais en même temps elles sont entraînées par l'agent vulnérant, qui les chasse devant lui et les vaisseaux distendus finissent par se rompre. Il n'est donc pas étonnant de trouver dans les autopsies des lésions combinées d'attrition et d'arrachement. La même remarque s'applique aux corps contondants, tampon de tramway, timon de voiture, comme dans le cas de Tillaux (obs. VII). Ils déterminent au point frappé des lésions contuses, mais ils déplacent également les organes profonds ; et les vaisseaux peuvent subir de ce fait un étirement variable suivant la violence du traumatisme et l'obliquité plus ou moins grande de sa direction.

Dans les *plaies par armes à feu*, la complexité du mécanisme est la même. Sans doute dans la grande majorité des cas, comme l'ont bien montré les expériences de Delorme, il s'agit avant tout *de contusion*. Mais celle-ci se combine toujours à un certain degré *d'élongation* dont il faut tenir compte pour interpréter les lésions.

Il est possible, d'ailleurs, d'observer l'arrachement d'un vaisseau à distance du point touché par une balle. L'artère se laisse entraîner par le projectile qui la pousse et elle se rompt quand elle a dépassé sa limite d'élasticité ; Chauvel et Nimier ont insisté sur ces faits dans leur *Traité pratique de chirurgie d'armée*.

2° Dans les ruptures par *cause indirecte*, l'attrition du vaisseau ne joue plus qu'un rôle effacé. C'est l'*élongation* qui intervient le plus souvent, et, d'ordinaire, elle intervient seule.

Nous n'admettons pas, en effet, que dans les *luxations* ou dans les *fractures* les lésions artérielles soient des *lésions directes*, en dépit d'une théorie qui conserve le privilège d'être classique, bien qu'elle s'applique seulement à un nombre restreint de cas.

Nous essaierons de démontrer :

a) Que ces lésions vasculaires ne sont pas déterminées en général par le contact *direct* d'une extrémité articulaire luxée ou d'un fragment osseux déplacé, agissant comme *corps contondant* ;

b) Qu'elles résultent dans la majorité des cas d'une élongation artérielle qui s'opère au niveau même de la luxation ou du foyer de fracture par la continuation de la violence extérieure non épuisée.

En d'autres termes, *les ruptures d'artère ne sont pas sous la dépendance des lésions articulaires ou osseuses qu'elles viennent compliquer* ; il ne faut voir dans les unes et dans les autres que les effets successifs d'une même cause vulnérante. Le traumatisme qui surprend un membre, s'attaque d'abord aux os et aux ligaments ; ces pièces de résis-

tance une fois vaincues, la couduve, l'allongement des vaisseaux deviennent possibles ; la rupture qui les suit, n'est en
dernière analyse que l'effet prolongé de la même violence
extérieure.

1° Soit une *luxation* compliquée de lésion vasculaire ; il
est hors de doute que la rupture artérielle constatée aussitôt après l'accident, résulte d'une distension trop considérable subie par le vaisseau au moment même du déplacement des surfaces articulaires. Malgaigne fait également
jouer un rôle à l'action directe de l'os luxé qui viendrait
contusionner ou déchirer l'artère ; nous considérons que ce
rôle est de faible importance.

Dans la plupart des observations que nous avons lues, les
luxations avec complications vasculaires sont de cause indirecte, c'est-à-dire qu'elles relèvent d'un mouvement forcé,
dépassant l'ampleur physiologique permise par les ligaments articulaires. Or un mouvement de ce genre est parfois
suffisant à lui seul pour léser gravement une artère ; à plus
forte raison la rompra-t-il, quand les ligaments déchirés, les
extrémités osseues déplacées, lui permettront de s'écarter
davantage encore de ses limites normales sous la poussée
de l'agent traumatique. L'os luxé ne peut jouer qu'un rôle,
celui de poulie de réflexion sur laquelle les vaisseaux viennent se réfléchir et se tendre ; de fait, la lésion se produit
rarement au point de contact lui-même. Cras, Ribereau on t
démontré, par exemple, que dans les luxations de l'épaule,
la rupture se fait d'ordinaire au niveau des collatérales inférieure, circonflexes et scapulaire, précisément parce que ces
branches artérielles retiennent la corde vasculaire et s'op-
posent à sa distension. Nélaton, Parise, Desprès ont publié

des cas de déchirure de ces collatérales, au ras de l'axillaire. Adam explique d'une manière analogue la rupture de
la poplitée dans les luxations du tibia en avant. Il l'attribue,
en effet, à l'hyperextension à laquelle se trouvent soumis
successivement les ligaments de l'articulation et les vaisseaux. Il insiste sur ce fait que l'artère cède non pas à la
hauteur des surfaces articulaires luxées, mais à son extrémité inférieure, pareille à une corde de violon « qui ne se
brise le plus souvent qu'à son point d'insertion et non à
l'endroit où les violences se produisent ». Nous pourrions
passer en revue d'autres jointures, partout comme à l'é-
paule, comme au genou, nous retrouverions l'élongation
comme mécanisme ordinaire des lésions artérielles qui
compliquent les luxations.

2° Quelque paradoxal que le fait puisse paraître, nous
croyons encore que l'*élongation* est un mécanisme fréquent
de rupture artérielle dans les *fractures*. Les auteurs qui ont
étudié la question admettent ici que les lésions vasculaires
sont *directes* dans la majorité des cas : tantôt, il s'agirait
de l'embrochement de l'artère par une esquille ; tantôt, il y
aurait section nette du vaisseau sur le bord tranchant du
fragment cassé ; ailleurs la section serait irrégulière et la
pointe osseuse aurait entraîné une véritable dilacération des
tuniques artérielles. Piqûre, section ou déchirure, cette
plaie *produite de dehors en dedans* ne différerait en rien de
celle qu'aurait pu faire un instrument quelconque ; il n'y
aurait pas *rupture* à proprement parler. Il nous semble qu'à
côté de ces lésions directes indiscutables, il en existe d'autres nombreuses, où le vaisseau soumis à une véritable
élongation, cède plus ou moins loin du foyer de fracture.

Nepveu a donné une observation intéressante de cette variété de rupture. Il s'agissait d'une fracture du tibia et du péroné compliquée de lésions vasculaires : la tibiale antérieure s'était partagée en deux tronçons ; mais elle avait cédé « non pas au point touché par le péroné, mais sur l'anneau du ligament interosseux ». Nepveu admit que la rupture s'était produite par le mécanisme d'une tension excessive, le ligament ayant servi de poulie de réflexion. Il existe beaucoup de faits semblables, en voici quelques-uns très typiques :

Sheperd (1) a rapporté un cas de fracture des deux os de la jambe tout à fait comparable au précédent. L'artère tibiale antérieure était complètement rompue au point où elle traverse la membrane interosseuse et le bout supérieur s'était rétracté très loin au milieu des muscles infiltrés. L'extension du vaisseau pouvait seule être incriminée, car l'action directe du fragment osseux n'était certainement pas en cause.

M. Morestin a présenté en 1900 à la *Société anatomique* une observation de traumatisme du cou-de-pied avec fractures du péroné, de la malléole interne, du calcanéum ; les artères plantaires étaient rompues ; mais, fait intéressant, *les points de rupture n'étaient pas en rapport avec des fragments osseux* ; on les trouvait presque dans la plante du pied et les morceaux du calcanéum n'avaient pas traversé le périoste (obs. XXII).

Le même auteur (3), en 1902, a rapporté un cas de rupture

(1) Sheperd (de Montréal), in *Annals of Surgery*, vol. I, n° 1.
(2) Morestin, *Bull. Soc. anat.*, 1900, p. 409.
(3) Morestin, *Bull. Soc. anat.*, 1902, p. 233.

incomplète de la poplitée coïncidant avec une fracture du
fémur (obs. XXV). Il remarqua que l'artère était intacte au
niveau de la cassure ; les fragments étaient d'ailleurs séparés des vaisseaux fémoraux par une épaisse couche de parties molles. La rupture s'était faite beaucoup plus bas et,
comme on ne pouvait l'attribuer ni à une pression, ni à une
déchirure par l'os fracturé, elle était forcément le résultat
d'une élongation.

L'observation curieuse de Jungst mérite encore d'être
rappelée. Elle rapporte l'histoire d'un garçon de dix-neuf
ans, dont le bras avait été saisi par une courroie de transmission. Il présentait des troubles circulatoires graves de
la main et de l'avant-bras, en même temps qu'une fracture
du radius et du cubitus. On pensa tout naturellement que
les fragments osseux avaient déchiré les artères de l'avant-
bras. Le développement de la gangrène nécessita une amputation ; on trouva la radiale et la cubitale intactes au niveau du foyer de la fracture, et c'est l'humérale beaucoup
plus haut qui avait sa tunique interne rompue.

La conclusion à tirer de tous ces faits justifie la propo-
sition que nous formulions plus haut. Les ruptures artérielles qui compliquent les fractures ne sont pas d'ordinaire
sous leur dépendance. Bien souvent, en effet, il n'y a aucun
rapport entre les lésions du squelette et les lésions vasculaires ; il est difficile par suite d'attribuer celles-ci à celles-
là. Il est plus rationnel, au contraire, d'admettre qu'elles
relèvent les unes et les autres de la même violence extérieure et que les artères cèdent en réalité par le mécanisme
de l'arrachement.

En résumé, quelle que soit la variété de rupture qu'on

envisage, l'*élongation* du vaisseau joue toujours un rôle et, dans la plupart des cas, ce rôle est prépondérant. Il est donc assez naturel que l'expression de *rupture d'artère* soit devenue le synonyme de *plaie artérielle par élongation*, par *arrachement*. Il faut reconnaître pourtant qu'il existe des contusions vraies, celles par exemple qui résultent de l'écrasement d'un vaisseau sur un plan osseux résistant. Certains auteurs, Bouglé (1) en particulier, partant de ce fait, ont envisagé à part les *ruptures* et les *contusions artérielles*. Nous avons préféré les étudier ensemble pour ne pas séparer dans la description des faits que la réalité combine ordinairement. D'ailleurs la question du mécanisme est secondaire. De quelque manière que se soit produite la lésion artérielle, les conséquences sont identiques, le tableau clinique est semblable, la conduite chirurgicale obéit aux mêmes règles : ce sont les points que nous devons maintenant développer.

(1) Bouglé, *Chirurgie des arteres, veines, lymphatiques, nerfs* Paris, 1901.

PHYSIOLOGIE PATHOLOGIQUE

Chaque fois qu'une grosse artère est le siège d'une rupture, l'apparition de la *gangrène* est la règle dans le territoire qu'elle irrigue Cette éventualité redoutable domine toute l'histoire des ruptures artérielles. Il est nécessaire d'en bien connaître les caractères et l'évolution, d'en expliquer la constance et d'en rechercher les causes, car c'est elle qui préside aux déterminations chirurgicales.

Toute rupture incomplète est le point de départ d'une coagulation sanguine. elle est assez légère parfois pour que la lésion puisse se réparer sans aucun trouble circulatoire ; mais plus souvent elle suffit à obstruer complètement la lumière du vaisseau Nous avons décrit déjà cette thrombose et il est inutile de revenir sur la manière dont elle se constitue : mais il faut se demander pourquoi l'oblitération vasculaire ainsi produite aboutit à la gangrène, alors qu'une ligature pratiquée sur la même artère, dans la même région, serait à peu près sans danger pour la vitalité des tissus. Il semblerait pourtant, *a priori*, que la gêne de la circulation dût être la même dans les deux cas ; en réalité les conditions sont très différentes.

Tout d'abord, *la thrombose n'est pas limitée au point blessé.*

Ordinairement, elle s'étend au loin dans l'artère rompue et elle envahit même ses branches collatérales. Chez le malade que nous avons observé à Saint-Louis (obs. XXIX), le caillot occupait la poplitée. le tronc tibio-péronier, la partie supérieure de la tibiale postérieure et de la péronière et il se prolongeait dans les branches secondaires. Tout un département artériel se trouvait injecté, pour ainsi dire, par une masse compacte, qui rendait impossible le retour du sang par la circulation collatérale.

Cruveilhier se plaçait dans des conditions identiques, quand il cherchait à obtenir expérimentalement la gangrène massive d'un membre, en obturant l'arbre vasculaire en totalité par une injection de mercure.

D'ailleurs la thrombose s'étend non seulement dans le sens du courant sanguin, mais encore elle peut remonter du côté central plus ou moins loin du siège de la rupture. Dans certains cas même elle se propage d'une artère secondaire, où elle a pris naissance, dans une artère plus importante, en amont de celle-ci et elle apporte ainsi à la circulation la même entrave que si le vaisseau principal eût été primitivement oblitéré. Chez le blessé de Chandelux, par exemple (obs. XII) c'est la péronière qui était rompue, mais le caillot qui s'y était formé, était remonté dans la fémorale jusqu'à l'arcade de Fallope, où il cessait brusquement. L'observation de Piéchaud (obs. XV) indique la même marche rétrograde de la thrombose : partie des artères de la jambe, elle avait envahi successivement la poplitée, puis la partie inférieure de la fémorale. La palpation de ces artères pratiquée chaque jour montrait, en effet, l'affaiblissement graduel de leurs battements et permettait ainsi de suivre leur oblitération progressive.

Une seconde condition qui intervient dans la pathogénie de la gangrène et dont le rôle n'est pas moins important, c'est *l'embolie*.

La simple observation clinique suffirait déjà à en faire admettre la réalité ; car s'il existe des gangrènes *en masse*, qui s'expliquent bien par la thrombose artérielle étendue dont nous venons de parler, il en est d'autres, *circoncrites*, irrégulières dans leur localisation, sans rapport direct avec le gros vaisseau lésé, qui supposent nécessairement le déplacement de caillots sanguins projetés à la périphérie et fixés dans les petites artères des extrémités. M. Lejars a assisté à la formation d'une embolie de ce genre, chez un blessé qui eut l'artère fémorale rompue à la suite d'une violente contusion du triangle de Scarpa par un tampon de tramway. « Chez notre blessé, dit-il à la *Société de chirurgie*, nous sommes convaincu que, dès le début, un gros fragment de caillot a été se loger dans la poplitée, une demi-heure après l'accident, il ressentait une brusque et violente douleur au mollet, et, dès le lendemain, le mollet était tendu, dur, comme injecté à se rompre ; le pied était insensible et inerte, et le blessé avait fort bien remarqué que cette insensibilité avait débuté aussitôt après la douleur brusque du mollet » (obs. XXVI). C'est pendant qu'il se forme, avant qu'il ne soit devenu oblitérant, que le caillot encore mou se fragmente et donne naissance à des embolies. D'ailleurs ce n'est pas là une vue de l'esprit, une simple hypothèse : on a saisi pour ainsi dire sur le fait, la migration de ces caillots emboliques. Chuquet a rapporté à la *Société anatomique* (obs. IX) un cas de rupture incomplète de la poplitée, compliquant une fracture des os du genou, où il trouva un premier caillot au niveau du point blessé et un second « à cheval sur la bifurcation artérielle, détaché sans nul doute du précédent, cruorique comme lui, de même âge et de même forme. » Picou (obs. XIX) constata la même disposition dans une rupture de la tunique interne de l'artère poplitée, résultant d'une contusion. Un premier caillot s'était formé au niveau de la lésion vasculaire et il avait été le point de départ d'un second caillot qu'on trouva arrêté également au niveau de la bifurcation de l'artère.

Il existe enfin des traumatismes qui préparent fatalement la gangrène *par le nombre et par l'étendue de leurs dégâts*. Fréquemment, en effet, la cause vulnérante ne se borne pas à rompre isolément une artère, mais elle produit en outre, directement ou indirectement, des désordres multiples dans les parties molles. Les muscles sont désorganisés et du même coup les artères collatérales déchirées deviennent impropres à assurer le retour du sang. Les veines sont rompues ou thrombosées et leurs lésions contribuent à gêner la circulation. Les nerfs eux-mêmes peuvent être blessés, il en résulte des troubles de leur action trophique et vaso-motrice, qui s'ajoutent à l'ischémie pour faciliter l'apparition du sphacèle. De tels dégâts sont exceptionnels quand il s'agit d'un corps vulnérant de faible volume, d'une balle par exemple, ou quand la rupture artérielle s'est produite par l'élongation pure et simple du vaisseau ; mais ils sont la règle dans ces contusions énormes que nous avons étudiées plus haut : écrasements des membres par des roues de voitures, broiements des parties molles par des corps pesants, volumineux, projetés avec une grande force.

Quand la rupture de l'artère est complète, un dernier facteur intervient pour expliquer la gangrène, *c'est l'hématome*. Dans la poche qui se forme, la pression du sang est

considérable. Les tissus qui l'entourent sont fortement
tassés et les artères secondaires, en particulier, sont sou-
mises à une telle compression que la circulation collatérale
ne peut pas s'établir.

Telles sont les causes de la gangrène : leur nombre explique la fréquence de cette éventualité. Est-ce à dire toutefois qu'elle doive se produire fatalement dans tous les
cas ?

Tout d'abord, l'importance du vaisseau oblitéré entre en
ligne de compte. Il est de toute évidence que l'obstruction
d'un gros tronc artériel compromet plus gravement la circulation sanguine que celle d'une branche secondaire. Mais
toutes choses égales d'ailleurs, il existe pour chaque arbre
vasculaire des régions spéciales où la rupture artérielle
et la thrombose qui la suit, sont manifestement plus dan-
gereuses que partout ailleurs. Les raisons de cette gravité
particulière sont d'ordre anatomique.

Au membre inférieur, par exemple, les ruptures de la fémorale superficielle ont un pronostic beaucoup plus favorable que celles de la poplitée, en raison de la présence de la
fémorale profonde qui assure la circulation collatérale. La
gangrène est, en effet, la conséquence à peu près fatale des
oblitérations de la poplitée : parmi les dix-neuf observations
que Merle a réunies dans sa thèse, « une seule se termine par
la guérison du malade avec conservation totale du membre
blessé ». Pour la poplitée d'ailleurs, il faut admettre que la
rupture est d'autant plus grave qu'elle est plus bas située.
La thrombose qui se forme à sa partie inférieure. envahit
plus facilement, en effet, les artères articulaires inférieures,
le tronc tibio-péronier, l'origine de la tibiale antérieure et
de sa branche récurrente. Dans ces conditions, le rétablis-

sement de la circulation par le réseau anastomotique du
genou devient absolument impossible.

Au membre supérieur, les occlusions de l'humérale peuvent guérir sans accidents graves, parce que l'humérale
profonde se charge de la nutrition du membre. Et de fait dans
la plupart des observations de guérison sans gangrène rap-
portées par les auteurs, c'est l'humérale qui est en cause.
Ainsi M. Lejars, dans son mémoire, cite quatre cas de guérison : dans trois d'entre eux, c'est l'humérale qui était rompue ; Michel publie dans la *Gazette des Hôpitaux* un nouveau
cas de guérison, c'est de l'humérale encore qu'il s'agit. Enfin
nous venons d'observer tout récemment à Saint-Louis un
malade qui eut l'artère humérale incomplètement rompue
à la suite d'un écrasement du bras ; il est à peu près certain
à l'heure actuelle qu'il guérira, lui aussi, sans gangrène.

Au contraire, les ruptures de l'axillaire sont d'un fâcheux
pronostic. La thèse de Ribereau n'en cite pas une seule qui
n'ait abouti à la gangrène. Cette artère se rompt, en effet,
ordinairement à sa partie inférieure ; la thrombose envahit
la circonflexe et la scapulaire inférieure et la principale voie
de la circulation collatérale se trouve par là même oblitérée.

Enfin l'*âge* du blessé joue un certain rôle dans l'apparition de la gangrène. Quand le sujet est jeune, ses artères
souples sont susceptibles de se laisser largement dilater et
d'offrir ainsi à la circulation des voies nouvelles. Si le blessé
est âgé, le système vasculaire sclérosé n'est plus capable de
jouer ce rôle de suppléance et la gangrène menace bien plus
sûrement les territoires ischémiés

ÉTUDE CLINIQUE

Les traumatismes dans lesquels on peut observer des
ruptures d'artères sont en réalité très nombreux ; contusions, luxations, fractures, nous les avons énumérés plus
haut. Considérés en eux-mêmes, indépendamment de toute
complication vasculaire, ils se présentent sous des aspects
cliniques tout à fait différents ; mais l'existence d'une grosse
lésion artérielle suffit à établir entre eux une analogie très
remarquable. Quelle que soit, en effet, la nature de ces traumatismes, ce fait commun à tous, qu'un vaisseau important se trouve oblitéré, domine d'emblée la situation. Les
dégâts produits par la cause vulnérante au niveau des parties molles, des os ou des jointures, n'ont en somme qu'une
importance secondaire dans l'établissement du pronostic.
La chose grave, c'est la rupture artérielle qui crée pour
tous ces traumatismes, le même péril immédiat par la gangrène qu'elle prépare. Nous essaierons de grouper dans
une description d'ensemble les signes propres à cette lésion.
La diversité des aspects cliniques ne condamne nullement
cette entreprise, au contraire, elle la justifie pleinement, car
seule une description de ce genre permettra de reconnaître
la rupture artérielle dans tous les cas, souvent très dissemblables, où il est possible de la rencontrer.

Dans la plupart des circonstances, l'exploration de la
région blessée ne fournira aucun renseignement. Chaque
variété de traumatisme s'y retrouvera avec ses caractères

particuliers, au milieu desquels les signes de la lésion vasculaire disparaîtront complètement.

Pourtant le diagnostic de rupture totale sera possible en présence d'un *hématome artériel* bien caractérisé. On constatera alors une tumeur globuleuse, recouverte d'une peau tendue brune et marbrée, fluctuante, animée de battements isochrones au pouls et de mouvements d'expansion, laissant entendre à l'auscultation un souffle intermittent systolique. Cet ensemble de symptômes indiquera nettement que l'épanchement sanguin est en communication avec une plaie artérielle. Il ne faut pas s'attendre d'ailleurs à retrouver sous cet aspect clinique toutes les ruptures complètes : nous savons, en effet, que l'hémostase spontanée est possible et que par suite l'hématome artériel n'est pas constant.

Dans certaines circonstances, l'exploration locale permettra de découvrir au niveau de l'artère rompue, une tuméfaction allongée, produite à la fois par l'hématome de sa gaîne et par le caillot qui remplit sa cavité. Ainsi, dans une observation rapportée par Ollier « peu de temps après l'accident, on constatait le long de l'artère fémorale un empâtement dur et douloureux, dû à l'épanchement sanguin ». M. Lejars a observé un cas d'attrition sous-cutanée de l'artère humérale par le passage d'une roue de voiture (obs. XX) où il remarqua « le long des vaisseaux une sorte de voussure, allongée, ovoïde, de consistance mollasse et œdémateuse, qui se prolongeait jusqu'au tiers moyen du bras ». — Dans un fait analogue (obs. XXIII), M. Michel sentit par la palpation « le long du bord interne du biceps, un cordon dur, du volume d'une grosse plume d'oie, long de 5 centimètres ».

(1) Ollier, *in* Thèse Chavanis.

Ordinairement, l'examen local reste négatif ; le diagnostic de rupture artérielle ne peut se faire alors que d'après les signes d'*arrêt circulatoire* Ces signes sont les suivants :

1° **Disparition du pouls dans les artères sous-jacentes à la région blessée.** — Dans tous les traumatismes des membres, contusions, luxations, ou fractures, la recherche du pouls au-dessous du point blessé, constitue une exploration indispensable, à laquelle le clinicien ne doit jamais manquer. Ainsi la suppression des battements artériels dans la radiale et dans l'humérale constatée en même temps qu'une luxation de l'épaule, permettra de soupçonner une lésion de l'axillaire. De même, la disparition du pouls dans la pédieuse et dans la tibiale postérieure, accompagnant un traumatisme du jarret ou une fracture de jambe, annoncera la rupture probable de la poplitée ou une déchirure des vaisseaux tibiaux. Dans toutes les observations que nous rapportons plus loin, ce signe capital est soigneusement noté.

2° **Pâleur et refroidissement des régions ischémiées.** — Le membre, dont l'artère principale est oblitérée, prend une couleur de cire avec par places des taches livides et des marbrures bleuâtres. Chez notre blessé de Saint-Louis, nous avons constaté un bon signe d'arrêt circulatoire indiqué dans son mémoire par M. Lejars. Quand du bout du doigt on déprime la peau d'un sujet sain, une tache blanche apparaît un instant, puis les téguments reprennent très vite leur teinte primitive; chaque fois que la circulation est interrompue la tache blanche ainsi produite ne disparaît que très lentement.

Le *refroidissement* est d'ordinaire très manifeste : on l'apprécie facilement à la main et le thermomètre indique des différences de 5 à 10° entre la température du membre blessé et celle du membre sain. Le tableau suivant en est un bon exemple ; il a été dressé par Cival dans un cas de rupture complète de l'artère poplitée (obs. V).

	Côté malade	Côte sain
Face dorsale du pied	28°	La
Tiers inférieur de la jambe	28°4	température
Tiers moyen	28°6	est
Tiers supérieur	36°	normale
Genou (côtés interne et externe).	36°4	du
Cuisse (partie moyenne)	35°5	côté
Région inguinale	38°	sain
Température axillaire	38°5	

Le membre, froid au début, peut présenter plus tard des élévations subites de la température locale qu'il faut bien se garder d'attribuer au rétablissement de la circulation ; elles indiquent au contraire les progrès de la gangrène. Chez le blessé de Saint-Louis, par exemple, nous avons remarqué au moment de l'apparition des premiers signes de sphacèle un échauffement très notable du membre blessé. Le phénomène n'a duré que quelques heures et il a fait place bientôt à un nouvel abaissement de la température, qui, cette fois, fut définitif.

3° **Troubles sensitifs.** — Le malade se plaint de sensations pénibles, engourdissement, fourmillements au début et plus tard, douleurs violentes, avec crises paroxystiques plus intenses et plus fréquentes pendant la nuit ; en même temps il cesse de réagir aux excitations extérieures ; les pincements, les piqûres, les brûlures ne lui produisent plus aucun effet et l'insensibilité complète dont il semble atteint, fait un contraste étrange avec l'intensité de ses douleurs spontanées. Il est difficile de délimiter avec précision la zone d'anesthésie. Supérieurement elle se termine par une ligne brisée assez irrégulière. Cette ligne se déplace d'ailleurs d'un jour à l'autre et elle traduit par ses oscillations les phases de la lutte engagée entre les tissus encore vivants et le sphacèle qui les menace.

4º **Paralysie**. — Les mouvements perdent bientôt leur force et leur précision ; en quelques jours les muscles ischémiés deviennent incapables de la moindre contraction.

Le membre privé de pouls, livide, froid, insensible, inerte, présente bien alors l'image de la mort et, de fait, les signes de gangrène confirmée vont démontrer maintenant que toute vie s'est éteinte en lui.

Il est difficile de dire d'une manière précise, *quand com-mence la mortification* ; à vrai dire, les signes d'arrêt circu-latoire que nous venons d'énumérer ne sont autre chose que les premiers indices de la gangrène. Ces signes appa-raissent d'ordinaire très rapidement : les battements arté-riels cessent aussitôt après le traumatisme ; le refroidisse-ment et l'insensibilité des zones ischémiées deviennent manifestes dans les heures qui suivent. Mais dans certaines circonstances les signes d'oblitération artérielle sont lents à se montrer ; on ne les constate que vingt-quatre heures, trois jours, huit jours même, après l'accident. M. Lejars a insisté particulièrement sur cette *oblitération retardée*, très intéressante par les réserves de pronostic qu'elle entraîne. Elle peut s'expliquer soit par la formation lente du caillot au niveau d'une lésion très légère de la paroi artérielle, soit

par la thrombose progressive de tout un segment vasculaire,
qui vient obstruer une à une les voies de la circulation collatérale.

La *gangrène* peut être *humide et diffuse* et elle envahit
alors *en masse* toute une portion du membre. Elle est an-
noncée par l'apparition de taches lie de vin, de phlyctènes,
de plaques noirâtres qui s'étendent peu à peu sur les téguments, tandis que les partie molles lentement se tuméfient.
Quand la mortification est achevée, les infections secondaires interviennent ; la fermentation putride qu'elles déterminent, se reconnaît alors à ses signes ordinaires : infiltration de gaz, odeur fétide, ramollissement et désorgani-
sation des tissus.

Ailleurs, la *gangrène* est *sèche et circonscrite* ; elle se
localise aux doigts ou aux orteils et elle remonte rarement
au-dessus du poignet ou du cou-de-pied. La peau est brune,
ratatinée, dure comme de la corne. Les tissus se dessèchent
peu à peu, sans dégager aucune odeur. Les réactions
locales et générales sont à peu près nulles, pendant les
longues périodes qui s'écoulent avant que le mort ne se
soit séparé du vif.

Il est à peine besoin de faire remarquer la bénignité rela-
tive de cette seconde forme de sphacèle ; son pronostic
quoad vitam demeure en somme assez favorable Il n'en est
pas de même dans les cas de *gangrène diffuse et humide* ;
les phénomènes généraux y deviennent rapidement très
graves : la fièvre s'allume en dehors même de toute complication infectieuse ; cette fièvre est due à la résorption des
produits solubles formés dans les éléments cellulaires en
voie de mortification. Gangolphe et Courmont, en 1891,

au Ve Congrès français de chirurgie, ont établi par des
observations intéressantes et des expériences bien con-
duites la réalité de cette fièvre aseptique, indépendante de
toute infection extérieure. En même temps que la température s'élève, le pouls s'affaiblit et s'accélère, les téguments
prennent une teinte subictérique, les urines deviennent
rares et albumineuses, la dyspnée, le délire font leur apparition et la mort survient rapidement, si l'on ne supprime
pas au plus vite le foyer putride qui empoisonne l'orga-
nisme.

Il est intéressant de remarquer qu'une rupture artérielle,
même accompagnée de thrombose complète, n'est pas dans
tous les cas fatalement suivie de gangrène ; nous avons
déjà expliqué le fait, et nous avons insisté sur sa rareté.

Après une période de vitalité indécise, la circulation se
rétablit dans le membre blessé ; la pâleur, le refroidissement, les douleurs s'atténuent peu à peu jusqu'à disparaître.
En général, on ne constate le retour des battements artériels que beaucoup plus tard ; leur absence peut même persister durant plusieurs mois. Ainsi le malade de Cusco (cité
par M. Lejars) (1), qui guérit d'une oblitération de l'artère
humérale consécutive à une contusion violente, ne présentait deux mois après l'accident que de faibles battements
dans l'artère radiale. Dans l'observation de Moré (repro-
duite par M. Lejars) ce fut huit mois seulement après le
traumatisme qu'on retrouva les battements artériels. Dans
le cas de M. Michel, où il s'agissait d'une rupture sous-cu-

(1) LEJARS, *Revue de chirurgie*, 1898.
(2) MICHEL, *Loc. cit.*
Picquet   4

tanée directe de l'artère humérale, le pouls ne reparut dans la radiale qu'au bout de quinze jours (obs XXIII).

La guérison laisse d'ailleurs toujours à désirer. Le travail de cicatrisation qui s'opère dans la région traumatisée, finit par exercer des compressions et des tiraillements sur les troncs vasculaires et nerveux ; d'autre part, les artères collatérales dilatées ne remplissent jamais complètement leur rôle de suppléantes et elles laissent persister malgré tout une certaine gêne circulatoire. La nutrition du membre demeure donc imparfaite ; il en résulte de l'œdème, des névralgies, des troubles trophiques divers ; les muscles mal nourris restent atrophiés et présentent parfois des accidents paralytiques passagers qui ressemblent à ceux de la claudication intermittente.

Toutes les observations relatent ces troubles tardifs ; ils sont signalés en particulier par Cusco (1), par Cadier (obs. II) et par Michel (Obs. XXIII).

En vérité, l'espoir d'une semblable guérison, si imparfaite qu'elle soit, demeure bien faible encore dans la plupart des cas de rupture artérielle. Si nous compulsons les observations nombreuses que nous avons pu réunir sur ce sujet, nous constatons sans peine combien la terminaison heureuse est exceptionnelle, soit que la lésion vasculaire ait été produite par attrition sous-cutanée directe (Lejars), soit qu'elle ait été constatée en même temps qu'une fracture (Nepveu, Bruns), ou qu'une luxation (Cras, Ribereau, Adam, Bonfils). Dans son travail sur les « Ruptures incomplètes de la poplitée » Merle réunit 19 observations ; « une seule se

(1) Cusco, *Gaz. des hôpitaux*, 1864, p. 362.

termine par la guérison du malade avec conservation totale du membre blessé ». Le *pronostic* de ces lésions est donc toujours très grave. Les progrès de la chirurgie aseptique ont pu restreindre les cas de mort ; il n'en est pas moins vrai que le plus grand nombre des ruptures artérielles aboutissent, aujourd'hui encore, à la mutilation plus ou moins étendue du membre blessé.

DIAGNOSTIC

Dans tous les traumatismes des membres, la recherche
du pouls dans la région sous-jacente au point blessé, est la
première exploration que le clinicien doive pratiquer ; l'existence d'une complication vasculaire lui ménage, en effet, de
tels ennuis, des difficultés thérapeutiques si sérieuses, qu'il
lui est indispensable de la reconnaître immédiatement, pour
faire tout de suite les réserves de pronostic qu'elle impose,
et pour instituer sans retard le traitement qui lui convient.
Si les battements ont disparu dans les artères accessibles,
radiale, cubitale, humérale au membre supérieur, tibiale
postérieure, pédieuse, voire même tronc fémoro-poplité au
membre inférieur, le diagnostic de lésion artérielle devient
de ce seul fait d'une grande probabilité.

A ce signe, précoce dans son apparition, puisqu'on peut
le constater dès les premières heures qui suivent l'accident,
viennent bientôt s'en ajouter d'autres qui confirment encore
le diagnostic, ce sont la pâleur, le refroidissement progressif du membre, son insensibilité complète et persistante,
son inertie plus ou moins marquée.

Si tous ces symptômes d'*arrêt circulatoire* se présentaient
dans la pratique avec les caractères bien tranchés et dans
l'ordre d'apparition que nous venons de décrire, on recon-
naîtrait toujours la lésion vasculaire avec une grande facilité ; mais les faits se jouent fréquemment de nos descrip-.

tions et la diversité de eurs aspects cliniques rend parfois le diagnostic malaisé.

Quand le praticien est appelé auprès du malade immédiatement après l'accident, il peut se laisser induire en erreur par l'état de « shock » où se trouve le membre récemment blessé ; les artères n'y battent plus ; il est pâle, froid, insensible, inerte, tout comme s'il existait une grosse lésion vasculaire. Cette *stupeur locale*, greffée sur l'état de dépression plus ou moins profonde du sujet, disparaît comme elle au bout de quelques heures et le membre qui semblait condamné à une mortification prochaine, se reprend à vivre.

Quand on examine le malade plus tardivement, on se heurte à une difficulté d'un autre genre, la tuméfaction a progressé et dans certains traumatismes considérables elle atteint des proportions énormes ; l'épanchement sanguin est abondant : la tension des parties molles est extrême. La palpation ne donne plus que des sensations très vagues et il est impossible de se rendre compte si les battements artériels persistent dans le membre augmenté de volume, infiltré de sérosité et de sang. Il faut attendre alors les premiers signes de mortification, pour se prononcer sur l'état du système vasculaire.

D'ailleurs, alors même qu'on examinerait le blessé au bon moment et dans des conditions favorables à une exploration complète, il faudrait se garder encore de certaines causes d'erreur, qui pourraient entraîner un diagnostic inexact.

La présence des signes d'arrêt circulatoire ne suppose pas nécessairement dans tous les cas l'existence d'une lésion artérielle ; inversement, l'absence de ces signes n'éloigne pas toujours la possibilité d'une complication vasculaire.

Il n'y a pas, en effet, que la rupture d'une artère qui puisse entraver la circulation. La compression exercée sur un vaisseau par une extrémité articulaire déplacée ou par un fragment d'os fracturé peut produire le même résultat, sans que les tuniques artérielles soient altérées. Il suffira alors de réduire la luxation. ou de corriger la déformation due à la fracture, pour constater le retour des battements artériels. Il sera prudent, néanmoins, de faire certaines réserves de pronostic, car la contusion subie par le vaisseau aura pu déterminer quelques minimes lésions de ses parois, qui se jugeront finalement par la thrombose artérielle.

La possibilité d'une *oblitération retardée* doit toujours être présente à l'esprit du clinicien ; ce n'est donc pas seulement dans les heures qui suivent l'accident, qu'il devra pratiquer l'examen systématique du pouls, mais il devra répéter cet examen plusieurs jours de suite, avant de se prononcer d'une manière définitive sur l'intégrité de l'appareil vasculaire. Il lui arrivera ainsi de constater l'affaiblissement progressif du pouls d'abord normal, jusqu'à disparition complète et il pourra porter tardivement le diagnostic de rupture artérielle qu'il aurait écarté sans aucun doute, s'il s'était contenté de sa première exploration.

L'examen de la région traumatisée fournit quelques renseignements utiles ; mais il ne faut les accueillir qu'à titre complémentaire ; ils peuvent confirmer le diagnostic, ils ne l'imposent pour ainsi dire jamais. Sans doute, si l'on constate un *hématome artériel* typique présentant des battements, des mouvements d'expansion et des bruits de souffle,

on peut conclure avec certitude à l'existence d'une plaie
artérielle ouverte dans l'épanchement sanguin. Mais ces
symptômes sont souvent peu nets et ils disparaissent, en
général, assez rapidement ; on se trouve alors en présence
d'une tumeur dure, tendue. recouverte d'une peau violacée,
entourée d'un bourrelet d'œdème, chaude et douloureuse
à la palpation ; et comme il n'est pas rare que le blessé
présente en même temps de la fièvre et des symptômes
généraux graves, on s'explique très bien dans ces conditions, qu'un hématome ait été pris pour un abcès par des
chirurgiens de valeur, jusqu'au moment où l'hémorragie
considérable qui a suivi l'ouverture intempestive de ce
pseudo-phlegmon, est venue révéler trop tard l'erreur de
diagnostic.

En somme, il ne faut pas tabler sur l'étendue et la mul-
tiplicité des dégâts, ni sur l'abondance de l'épanchement
sanguin constatés dans la région traumatisée, pour affirmer
la rupture artérielle. Telle contusion violente qui broie des
muscles et avec eux, des artères musculaires, peut déterminer un vaste foyer d'attrition, un hématome considérable,
sans qu'il existe aucune lésion vasculaire importante. Inversement, une rupture d'artère, même complète, peut s'accom-
pagner d'un épanchement sanguin très faible. La conclusion
à tirer de là, c'est qu'il faut compter seulement sur les
signes d'arrêt circulatoire, disparition du pouls, refroidissement et insensibilité du membre, pour faire le diagnostic
d'une rupture d'artère.

Cela ne veut point dire pourtant qu'il faille négligercom-
plètement l'exploration locale ; s'il est vrai que le diagnostic doit s'établir avant tout sur les troubles de la circulation

périphérique, il ne faut pas oublier que le pronostic dépend pour une grosse part des désordres des parties molles autour de l'artère blessée et que les déterminations chirurgicales varient suivant l'état du foyer traumatique.

Nous avons établi déjà que l'apparition de la gangrène était d'autant plus rapide et son évolution d'autant plus grave que les voies artérielles collatérales et que les veines satellites étaient plus profondément lésées. Nous montrerons dans la suite que la meilleure intervention dont dispose le chirurgien en présence d'un foyer d'attrition étendu et d'un hématome abondant, consiste à inciser largement la région traumatisée, à évacuer tous les caillots sanguins, les débris musculaires et aponévrotiques de toutes sortes qu'elle contient, de manière à favoriser l'effort circulatoire, en supprimant tout ce qui comprime les vaisseaux encore intacts.

TRAITEMENT

Nous avons montré dans les pages qui précèdent, la très grande variété des traumatismes qui s'accompagnent de ruptures artérielles ; nous ne parlerons pas ici du traitement particulier qui convient à chacun d'eux, car il nous faudrait passer en revue toute la chirurgie des contusions, des luxations, des fractures et reprendre des questions où depuis longtemps il n'y a plus rien à débattre. Aussi bien, quelle que soit la nature de ces traumatismes, la chose importante, la chose grave, c'est la complication vasculaire commune à tous. Le seul fait qu'une grosse artère se trouve rompue impose au chirurgien, dans des cas en apparence très dissemblables, les mêmes préoccupations immédiates et soulève des difficultés thérapeutiques analogues. Il est possible, par conséquent, d'instituer des règles de conduite qui soient d'une application générale, en dépit de la diversité des aspects cliniques.

Hier encore, en raison des graves accidents de gangrène que préparent d'ordinaire les ruptures artérielles, la tendance courante eût été de sauvegarder coûte que coûte l'existence du malade en sacrifiant d'emblée la partie menacée.

Aujourd'hui, nous sommes devenus *conservateurs* ; nous voulons non seulement laisser à nos blessés la vie sauve, mais encore nous avons l'ambition de réduire les mutilations au minimum et d'assurer aux membres conservés un fonctionnement très voisin de la normale. Il est à peine besoin de faire remarquer que la conservation ne signifie pas l'abstention opératoire et l'abandon pur et simple du membre blessé aux seules ressources de la nature ; elle exprime au contraire tout un ensemble de moyens chirurgicaux propres à guérir le malade, en assurant une conservation matérielle et fonctionnelle aussi complète que possible. Ces moyens chirurgicaux sont très nombreux à l'heure actuelle ; ils peuvent être très simples quand ils tendent seulement à prévenir l'infection des régions menacées par la gangrène ; ils deviennent très complexes, quand ils ont pour but la restauration vasculaire et le rétablissement plus ou moins complet de la circulation.

En somme, en présence d'un traumatisme compliqué de rupture artérielle, le chirurgien peut se comporter de trois manières différentes :

1° Il regarde comme nécessaire le sacrifice du membre blessé et il se décide d'emblée à l'amputation.

2° Il borne son intervention à la désinfection minutieuse des régions traumatisées, suivie d'un enveloppement ouaté aseptique ; il laisse à la nature le soin de limiter les désordres et d'exécuter les premières réparations ; il préfère attendre quelques jours avant d'agir, de manière à tâter la vitalité des tissus.

3° Tout en restant conservateur, le chirurgien devient actif ; il essaie de prévenir les accidents gangréneux en agissant directement sur l'obstacle qui s'oppose à la circulation ; non seulement, il ouvre largement le foyer traumatique et le vide de tous ses caillots, dans l'espoir de rendre plus facile le retour du sang par les voies collatérales ; mais encore, si l'artère blessée est incomplètement rompue, il s'efforce de lui rendre sa perméabilité, ou du moins, il tente par une ligature bien placée d'arrêter les progrès de la thrombose et de supprimer la formation des embolies.

Nous allons discuter les indications de ces trois manières de procéder.

Nous séparerons les cas où l'on intervient immédiatement après le traumatisme, dès le début des accidents, de ceux dans lesquels la gangrène et l'infection ont eu le temps de s'établir et d'évoluer.

Le traumatisme est récent. Nous laissons de côté, bien entendu, ces contusions énormes où tout un membre se trouve broyé, où les os sont fracassés, où les muscles sont réduits en bouillie. Au milieu de dégâts aussi considérables, les lésions vasculaires cessent de présenter un intérêt spécial, elles n'ajoutent rien à la gravité du traumatisme. Aussi bien, la question du traitement ne mérite même pas d'être discutée : ce serait folie, à notre sens, que d'éluder une exérèse immédiate.

Dans toute autre circonstance, si faible que soit l'espoir de conserver un membre, dont les gros vaisseaux sont rompus, *il faut se garder de toute amputation, de toute désarticulation pratiquées d'emblée.*

La conservation donne, en effet, les meilleurs résultats, si l'on en croit les belles observations qui nous sont venues de divers côtés. L'une d'elles, communiquée par M. Morestin au dernier Congrès français de chirurgie, rapporte l'histoire d'une femme de 37 ans, qui fut renversée par un omnibus, dont la roue passa sur le coude gauche. Il existait à ce niveau une vaste plaie contuse et souillée, par laquelle sortait l'extrémité inférieure de l'humérus. Toute la surface articulaire se trouvait à découvert et *l'artère humérale était complètement rompue.* La main gauche était froide et violacée. le pouls radial était absent et il semblait bien difficile d'éviter la gangrène. M. Morestin nettoya soigneusement la blessure, lia l'humérale, réduisit la luxation et il eut le bonheur de voir sa tentative de conservation suivie d'un plein succès. En quelques heures, la circulation se rétablit ; les jours suivants la plaie évolua franchement vers la guérison et cinq mois après la blessée put reprendre son travail ; elle gardait, non seulement son membre entier, mais encore elle avait retrouvé presque tous ses mouvements.

L'amputation immédiate est contre-indiquée pour plusieurs raisons. D'abord, amputer pendant la phase initiale de shock, c'est condamner le malade à une mort à peu près certaine ; il est trop déprimé par le violent traumatisme qu'il vient de subir, pour qu'il puisse supporter, sans courir de gros risques, un second traumatisme aussi sérieux que peut l'être une amputation, même pratiquée rapidement, avec une anesthésie très prudente. Il faut bien se rendre compte, d'autre part, qu'un blessé en état de shock ne se remonte pas aussi vite et aussi complètement que pourrait le laisser croire la disparition rapide des symptômes inquiétants du début ; pendant plusieurs jours sa résistance demeure amoindrie et il reste incapable de faire les frais d'une intervention quelque peu importante. Il faut donc, non seulement se refuser à *l'amputation d'emblée,* si l'on veut sauver la vie du malade, mais encore il ne faut consentir à *l'amputation précoce* qu'en présence de l'infection dont l'évolution périlleuse condamne toute temporisation.

On peut invoquer un autre argument contre le sacrifice immédiat du membre blessé. Si l'on veut que l'opération réussisse, il faut, en effet, que ce sacrifice soit très large, faute de quoi la gangrène secondaire du moignon est à peu près fatale. Suivant le mot de M. Lejars, l'amputation doit être « excessive » quand on la pratique d'emblée. Il est de toute évidence, qu'une pareille méthode se soucie trop peu du fonctionnement ultérieur du membre mutilé. Le chirurgien qui se préoccupe au contraire des usages du moignon, ne peut pas se désintéresser du siège de l'exérèse : il ne lui est pas indifférent que la section porte au-dessus ou au-dessous d'une articulation importante et, pour des raisons de prothèse faciles à prévoir, il préfère que le segment du membre conservé forme un levier de longueur suffisante. En amputant d'emblée, c'est-à-dire en amputant trop haut, l'opérateur risque donc de donner à son malade un moignon moins utilisable que celui qu'il aurait obtenu en procédant avec plus de patience.

A l'heure actuelle, la question semble jugée : dans la plupart des cas *la conservation à outrance s'impose*, à la condition expresse de protéger très efficacement contre l'infection le membre qu'on désire sauvegarder ; c'est en somme l'application de la méthode d'*embaumement*, préconisée par M. Reclus.

De quelle manière réalisera-t-on cette désinfection indispensable

Par analogie avec les fractures, nous distinguerons *les ruptures artérielles sous-cutanées*, où la peau reste intacte, des *ruptures exposées*, dans lesquelles il existe une plaie des téguments. En présence des premières, il convient de nettoyer avec le plus grand soin toute la surface cutanée. Le membre est savonné à l'eau bouillie chaude et frotté à la brosse ; il est ensuite lavé à l'éther et à l'alcool et finalement il est entouré d'un pansement ouaté aseptique ; on le place alors sur des coussins qui surélèvent légèrement son extrémité et on évite toute cause de compression, qui pourrait gêner le rétablissement de la circulation. Cette manière de procéder, si simple qu'elle paraisse, suffit à prévenir ordinairement de graves accidents ultérieurs. Sans doute, elle ne peut rien, ou presque rien, contre la mortification qui se produira trop souvent malgré elle ; mais elle évite au moins l'infection secondaire des parties mortifiées et supprime du même coup les complications septiques qui rendent si redoutables certaines formes de gangrène.

S'il existe une plaie des téguments, la désinfection de la surface cutanée du membre n'est plus suffisante. Le foyer traumatique doit être à son tour soigneusement nettoyé. On se sert d'un laveur rempli d'eau bouillie très chaude et l'on pratique une irrigation prolongée de toute la perte de substance. Au besoin on agrandit largement la blessure ; on met à découvert toutes les anfractuosités, on excise tous les débris musculaires, on sectionne tous les ponts aponévrotiques, en un mot on « simplifie » la plaie suivant l'expression heureuse de M. Morestin. On pratique dans les parties déclives des contre-ouvertures pour le drainage ; on touche toutes les surfaces cruentées avec l'eau phéniquée forte ou la solution de chlorure de zinc au dixième ; on exécute un tamponnement très exact à la gaze iodoformée qui comble tous les diverticules et l'on complète le pansement avec plusieurs feuilles d'ouate qui enveloppent tout le membre.

Quelque satisfaisante que puisse être cette pratique, il ne faut pas lui demander plus qu'elle ne peut donner, il est de toute évidence qu'elle est incapable de rétablir la perméabilité des artères thrombosées et partant qu'elle est impuissante à empêcher le développement du sphacèle. Il est singulièrement pénible de constater qu'en dépit de tous nos soins, la gangrène survient presque toujours dans les traumatismes qui s'accompagnent de rupture artérielle et l'on comprend que d'excellents esprits se soient ingéniés à trouver *une intervention plus active qui permît d'agir directement sur la cause même de l'arrêt circulatoire et de rendre au sang les voies qui lui sont fermées.*

La pathogénie de cette gangrène est complexe et nous en avons distingué plus haut les différents éléments. Comment pouvons-nous chirurgicalement intervenir contre eux ; dans quels cas et avec quelles chances de succès ? Telles sont les questions qu'il nous reste à débattre.

Les accidents gangréneux relèvent en somme de trois facteurs principaux : thrombose de l'artère rompue ; fragmentation du caillot principal et formation d'embolies secondaires ; attrition des parties molles et compression exercée sur l'artère, sur ses branches et sur ses veines satellites par l'épanchement sanguin.

C'est évidemment sur ce dernier facteur qu'il est possible d'agir de la manière la plus efficace. L'attrition peut être plus ou moins étendue, et l'épanchement sanguin d'une abondance très variable ; dans certains cas de rupture complète le sang se répand en grande quantité dans le tissu cellulaire environnant et un *hématome artériel* se constitue ; ailleurs, il n'existe que des extravasats sanguins insignifiants, réduits parfois à des ecchymoses de la gaîne du vais-

seau : l'intervention est d'autant plus indiquée que l'épanchement est plus considérable et les dégâts plus nombreux.
En présence d'un *hématome artériel* aucune hésitation n'est
possible ; il faut, d'une part, supprimer la poche sanguine
fortement tendue, qui comprime les vaisseaux et empêche la
circulation ; il faut, d'autre part, traiter la plaie vasculaire
qui entretient l'hémorragie. La seule conduite vraiment chirurgicale consiste à inciser largement la tumeur, à évacuer
tous les caillots et à lier les deux bouts de l'artère rompue.
C'est en somme l'application de la *méthode ancienne* remise
en honneur sous le couvert de l'asepsie. Il ne faut pas se
dissimuler d'ailleurs que l'opération est souvent laborieuse ;
les caillots s'infiltrent dans le tissu cellulaire et adhèrent
partout ; les organes se reconnaissent difficilement sous
l'enduit noirâtre qui les recouvre et la découverte du gros
vaisseau qui saigne n'est pas toujours facile. Pour peu que
les recherches se prolongent, le malade risque de mourir
d'hémorragie sur la table d'opération et c'est pour cela
qu'il est sage de faire l'hémostase provisoire à l'aide de la
bande de Nicaise ou du tube d'Esmarch. Dans certains cas
même, pour les ruptures de l'axillaire par exemple, il est
prudent de pratiquer la ligature temporaire ou définitive du
tronc artériel principal au-dessus du point blessé. Cette
ligature à distance, à la manière de Dupuytren, n'est qu'une
intervention de nécessité, destinée seulement à rendre plus
facile l'évacuation de l'hématome, qui demeure dans tous
les cas le procédé de choix. La *compression* du vaisseau au-
dessus de la rupture, dont Lidell vante le dernier les bien-
faits, n'est applicable qu'au moment même de l'accident,
pour arrêter les progrès de l'hémorragie, et pour permettre
d'attendre une intervention plus active et plus efficace.

Toutes les ruptures artérielles, même complètes, ne donnent pas naissance à un hématome ; il s'en faut de beaucoup. Bien souvent l'épanchement sanguin est trop faible pour déterminer des accidents de compression et l'arrêt circulatoire relève avant tout de la thrombose de l'artère, de l'infiltration et de l'épaississement de ses parois, de la rétraction des tuniques rompues. Que faire dans ce cas ? Imitera-t-on M. Lejars qui tenta une fois de « *déboucher l'artère blessée et de rétablir sa perméabilité* ». Son opération vaut la peine d'être contée. Il s'agissait d'un homme de trente-trois ans, conducteur de tramways, qui fut pris entre les tampons de deux voitures ; l'un d'eux porta sur le triangle de Scarpa et détermina à ce niveau un abondant épanchement de sang. L'inertie à peu près complète de la jambe et du pied, l'anesthésie qu'on y constatait au contact et à la douleur, le refroidissement qu'on y appréciait très nettement, la disparition des battements artériels imposèrent le diagnostic d'attrition sous-cutanée de l'artère fémorale. Quatre jours après M. Lejars décida d'intervenir. Il fit une incision à la région crurale, évacua le contenu de l'hématome et découvrit le paquet vasculaire. L'artère était dure, noire, épaissie ; l'opérateur l'incisa au bistouri ; il traversa une tunique externe infiltrée de sang, une tunique moyenne friable et il pénétra dans la lumière artérielle remplie de caillots ; quelques-uns furent retirés à la pince et les autres par expression ; quand l'artère fut redevenue libre, on la sutura par un surjet de soie fine, à points très rapprochés non perforants ; un second surjet passé dans l'adventice compléta la réunion. La vie sembla revenir alors dans le membre blessé, mais bientôt les signes de gangrène firent leur apparition et un mois après il fallut amputer la jambe (obs. XXVI) (1).

En somme *l'intervention n'empêcha pas le sphacèle* dans ce cas particulier et nous ne croyons pas qu'une tentative analogue, ayant pour but de déboucher l'artère oblitérée, puisse avoir jamais un meilleur résultat. Le sang ne peut rester fluide que si la membrane interne du vaisseau conserve sa régularité et son poli. Or l'opération laisse subsister les aspérités de la paroi artérielle, les débris recroquevillés des tuniques internes et elle favorise le ralentissement de la circulation, puisque la suture ne peut que diminuer encore le calibre du vaisseau ; il est à peu près impossible par conséquent d'empêcher le caillot de se reformer aussitôt après son ablation. La *suture artérielle* peut donner des succès quand il s'agit de plaies courtes, longitudinales, à bords nets ; nous pensons qu'*elle est inutile et même dangereuse dans les ruptures* : inutile, puisqu'elle ne peut rien contre la thrombose, dangereuse, parce qu'elle risque de mobiliser des fragments de caillot et de provoquer des embolies.

Ce qu'il faudrait, c'est pouvoir pratiquer *la résection* de la partie malade, suivie de l'anastomose des deux bouts. La chose est possible dans les plaies artérielles perforantes par balles. Avec les projectiles actuels, même aux faibles vitesses, la section est franche et les tuniques internes ne sont jamais recroquevillées à l'intérieur du canal. Murphy (2), il y a

(1) Lejars, *Bull Soc. de chirurg* , n° 19, 1902.
(2) Murphy, *Medical Record*, New-York, 16 janv. 1897.

bientôt dix ans, réussit le premier une suture circulaire de
la fémorale blessée par une balle dans le triangle de Scarpa.
Jensen (1), dans un cas semblable, réséqua la portion perforée et pratiqua comme Murphy la suture circulaire après
invagination du bout central dans le bout périphérique. —
Une intervention de ce genre ne nous paraît guère possible
dans les ruptures d'artères, où les délabrements s'étendent
à un long segment de vaisseau.

Le *transplantation veino-artérielle* nous paraît une tentative trop hasardeuse pour en discuter les indications.
Nous ne nous arrêterons pas davantage au procédé proposé
par M. Vincent en 1902 à la Société de chirurgie de Lyon,
consistant « à rétablir le cours du sang entre les deux bouts
au moyen d'un tube de verre, fixé dans la lumière du vaisseau, comme on le fait dans certaines expériences de physiologie. »

Toutes ces interventions complexes étant inapplicables,
ne conviendrait-il pas tout simplement de pratiquer une
bonne *ligature* aseptique du vaisseau rompu ? Cette méthode
a été recommandée par différents auteurs. Picou, dans l'observation que nous avons souvent citée (obs. XIX), a con-
seillé de lier immédiatement au-dessous du siège de la
contusion. M. Lejars a insisté dans son mémoire et dans
sa communication à la Société de chirurgie sur l'avantage
qu'il y aurait à recourir tout de suite « à cette opération
simple en somme et inoffensive sous le couvert de l'asepsie ». M. Delbet (2) a adopté les mêmes conclusions :
« Quand il existe une rupture artérielle, qu'elle soit com-

(1) Jensen, *Arch f. klin Chirurg*, 1903, t 69, p. 938.
(2) Delbet, *Bull. de la Soc. de chirurg.*, n° 19, mai 1902.

plète ou incomplète, je crois bien, dit-il, que l'indication
fondamentale est d'aller droit, sans attendre, sur le vaisseau
lésé et de le lier. On réduira ainsi les chances de gangrène
au minimum, et parce qu'on supprimera le foyer sanguin,
agent de compression, et parce que l'on opposera une barrière aux embolies. » Au risque de paraître bien timide et
fort peu interventionniste, nous ne reconnaîtrons pas à la
ligature les avantages que lui accordent les auteurs précédents et *nous n'en ferons pas notre procédé de choix.*

Le principe de la méthode consiste à opérer le blessé aussitôt après l'accident de manière à surprendre le caillot au
début de sa formation ; le vaisseau étant lié en bonne place,
la thrombose ne pourra plus s'étendre dans le tronc principal ni dans ses branches et les embolies trouveront la route
barrée du côté de la périphérie.

Voilà la théorie, la pratique est tout autre. Supposons le
cas d'une rupture artérielle sous-cutanée par *choc direct*,
telle qu'il s'en produit à la suite de l'écrasement d'un membre. L'intervention proposée ne sera pas d'une exécution
facile ; la découverte du vaisseau lésé sera d'ordinaire très
laborieuse ; elle exigera des recherches patientes au milieu
d'organes souvent difficiles à reconnaître ; elle nécessitera
parfois des délabrements étendus. *Elle exposera*, par conséquent, *le blessé à un traumatisme chirurgical qui ne pourra
qu'aggraver sa situation* et c'est là déjà une raison d'abstention opératoire qui ne nous paraît pas négligeable. Or
si les dangers de l'intervention sont très réels, ses bons résultats nous semblent au contraire bien aléatoires. On aura
peu de chances, en effet, de pratiquer la ligature en bonne
place, immédiatement au-dessous du segment rompu, juste

à la limite de la trombose. La présence de collatérales importantes compliquera encore la situation ; nous savons que
la coagulation sanguine partie du tronc principal s'y propage ordinairement ; la nécessité où l'on se trouvera de les
lier elles aussi, augmentera sans aucun doute les difficultés
opératoires. Quant aux embolies on les provoquera plutôt
qu'on ne les préviendra, par suite des pressions intempes-
tives qu'on exercera sur le vaisseau pour le découvrir, le
charger et le lier. En admettant même que la ligature
puisse être pratiquée à temps, au bon endroit et sans dangers, l'opération serait impuissante à remédier à l'attrition
concomitante des voies collatérales artérielles et c'est là,
nous l'avons montré, un facteur important dans la pathogénie de la gangrène.

Si nous considérons maintenant les ruptures artérielles
de *cause indirecte*, celles qui compliquent les fractures et
les luxations, de nouvelles raisons nous conseillent encore
l'abstention opératoire. Nous avons établi, en effet, que
dans un grand nombre de cas la rupture du vaisseau se produit par élongation loin du foyer de fracture, à distance de
l'articulation luxée. Comment pourra-t-on entreprendre de
lier ce vaisseau, sur les seuls signes d'arrêt circulatoire
constatés dans le membre blessé, alors qu'on ne possédera
aucune indication précise sur le siège même de la rupture ?

*En résumé, si l'on est appelé à soigner un blessé, aussitôt
après un accident et que l'on se trouve en face d'un membre
pâle, froid, insensible, inerte, privé de pouls, la première
précaution à prendre consistera à désinfecter très minutieusement la surface cutanée de ce membre ainsi que les plaies,*

même les plus insignifiantes, qu'il pourra presenter et à pratiquer ensuite un enveloppement ouaté aseptique. Dans la plupart des cas le chirurgien s'en tiendra à cette intervention très simple, considérant qu'un traitement plus actif serait non seulement inutile, mais dangereux S'il existait pourtant un foyer de contusion profonde avec épanchement sanguin abondant, il y aurait intérêt à ouvrir largement le foyer et à le vider de ses caillots, de manière à faciliter la circulation du sang dans les petits vaisseaux. Le foyer étant ouvert, si rien ne saigne, on se bornera à le déterger complètement et à le nettoyer avec soin ; on se gardera surtout de prolonger l'opération, et d augmenter les délabrements, dans le but de découvrir les vaisseaux blessés ; la suture de l'artère rompue après résection du segment lésé, la ligature pratiquée audessous de la rupture ne constituent point, en effet, des interventions recommandables Si l'hémorragie est considérable, en d'autres termes, si c'est un hématome artériel qu'on a incisé, il sera nécessaire d'aller à la recherche des deux bouts du vaisseau qui saigne, de les dégager et de les lier.

La conduite que nous conseillons a été appliquée par M. Morestin dans un certain nombre de cas dont il a rapporté les observations au dernier Congrès de chirurgie. Il eut à soigner en particulier un homme de 35 ans, dont la cuisse s'était trouvée prise entre un wagon et une lourde voiture. Il existait un broiement des parties molles, une large plaie et une rupture de la fémorale, dont témoignaient la pâleur, le refroidissement de la jambe et du pied. « Je nettoyai, dit M. Morestin, la vaste plaie externe, la simplifiai par la section des ponts aponévrotiques, l'ablation des débris musculaires flottants. J'incisai en dedans, vidai l'épanchement qui stagnait en ce point, nettoyai de même ce large foyer. Il me conduisit dans le creux proplité Je constatai que les battements du tronc fémoro-poplité cessaient juste au niveau de l'anneau de Hunter, tins entre les doigts et vis directement le point où siégeait l'oblitération. *Il y avait seulement rupture des tuniques profondes, l'externe avait résisté. Je ne jugeai pas utile d'y mettre une ligature, ni pratique d'essayer de rétablir la circulation par une résection artérielle suivie de suture Les conditions étaient trop mauvaises et mon unique ambition était pour le moment de parer à l'infection menaçante* ». Ce résultat fut atteint, mais la jambe et le pied se momifièrent et il fallut amputer ; c'est en somme tout ce qu'on attendait de la conservation (obs. XXVII).

Dans un autre cas où il s'agissait d'une fracture du fémur par coup de feu, compliquée d'une section de l'artère poplitée, M. Morestin tenta encore de conserver le membre blessé. « La jambe fut placée sur des coussins ; la cuisse entourée d'un pansement aseptique, posée sur un autre coussin ; des sacs de sable allongés en dedans et en dehors de la jambe la réchauffaient en même temps qu'ils la maintenaient. Ce système de coussin formait un double plan incliné » (obs. XXVIII). Cette pratique très simple donna d'excellents résultats. Le malade mit six mois à guérir, mais il sortit de cette terrible aventure avec un membre utile.

Nous serons très bref sur la conduite a tenir dans les cas où l'on est appelé auprès du blessé à *une période éloignée du début des accidents.*

Tantôt le blessé est encore sous le coup des complications

septiques, tantôt le danger immédiat est passé et le sphacèle
a une tendance manifeste à se limiter. Dans le premier cas,
en présence d'une gangrène humide, diffuse, d'allure envahissante, avec fièvre et accidents généraux graves, c'est
l'amputation — et l'amputation haute — qu'il faut pratiquer
sans hésiter. Il ne s'agit plus de conserver un membre, c'est
l'existence même du malade qui est en jeu, et pour la sauvegarder, on doit se résigner à sacrifier à temps et très largement, en taillant dans le vif, toutes les parties menacées.

Si le sphacèle, au contraire, se présente sous la forme sèche et circonscrite, il faut savoir attendre. La séparation des
tissus mortifiés demande souvent de longs mois et la phase
des opérations complémentaires ne s'ouvrira utilement qu'à
la chute des eschares. Cette élimination spontanée donnera
des moignons toujours irréguliers ; on les régularisera le
plus économiquement possible, en s'efforçant avant tout de
diriger le travail de réparation spontanée tenté par la nature. En procédant avec patience, en se montrant très avare,
on conservera beaucoup de tissus que le couteau aurait certainement sacrifiés, pendant la longue période de mort ap-
parente qu'ils ont traversée.

OBSERVATIONS

Obs. I. — Cloquet.

Rupture des tuniques internes de l artere humérale. Amputation.

(La pièce et le dessin sont au Musée Dupuytren), 1836.

Un individu eut le bras pris entre les roues d'une mécanique : l'humérus fut broyé, les muscles du bras déchirés, et quand le blessé fut amené à l'hôpital, le pouls avait complètement disparu dans l'artère radiale et dans la cubitale. Il était évident que l'artère humérale n'avait point été ouverte, puisqu'il n'y avait pas eu d'hémorrhagie ; d'une autre part, elle avait donc subi une altération particulière puisqu'elle n'était plus perméable au sang. La gangrène du membre ainsi privé de circulation était facile à prévoir, on pratiqua l'amputation, mais le membre fut soigneusement disséqué. Voici ce que l'autopsie a démontré : L'artère humérale avait été froissée et fortement comprimée, la tunique externe ou celluleuse était cependant demeurée intacte ; mais les tuniques internes broyées et dilacérées étaient réduites dans ce point en lambeaux qui flottaient dans la cavité artérielle, et avaient ainsi opposé au cours du sang un obstacle mécanique. Des caillots s'étaient formés sur ces lambeaux et avaient oblitéré l'artère ; ainsi qu'on dit qu'il arrive dans la ligature temporaire lorsqu'on se contente de couper les tuniques internes avec un lien, et qu'on retire celui-ci après un ou deux jours.

Obs. II. — Cadier, *Blessures des artères*, Thèse, 1866, t. II.

Passage d'une roue de voiture sur le bras gauche. — Fracture comminutive — Rupture des tuniques internes de l'artère humérale. — Guerison.

Le nommé Julien L.. , âge de 37 ans, laboureur à Chartres, est entré le 15 mai 1864, au nº 2 de la salle Saint-François de l'hôpital Napoleon III, a Rennes.

Le 14, conduisant une charrette lourdement chargée, il fut renversé, et la roue lui passa sur le bras gauche

15 mai — A la visite, on constata l'état suivant

Le bras tout entier est le siège d'un gonflement considérable ; sur la moitie supérieure et externe se trouve une ecchymose qui remonte jusqu'au moignon de l'épaule , cette ecchymose est de couleur lie de vin, et a cet endroit les tissus sont tendus et donnent à la percussion un son gazeux très marqué , par le palper on ne sent pas de crépitation gazeuse.

Sur la partie moyenne de la face interne existe une petite plaie contuse, admettant le petit doigt , au fond, le tissu cellulaire.

Une autre petite plaie semblable à la première se montre un peu au-dessus du pli du coude.

Les linges sont légèrement imbibés de sang provenant de la plaie la plus élevée.

La circonférence du bras malade a 36 centimètres à sa partie moyenne, tandis que la circonférence de l'autre bras n'est que de 25 centimètres. La tuméfaction de l'avant-bras est dans les mêmes proportions. La sensibilité est à peu près intacte.

Vers la partie moyenne de l'humérus, il y a une mobilité exagérée, et la fracture semble être comminutive.

Le pouls de la radiale et de la cubitale du côté blessé est insensible.

Etat général : pouls régulier, normal, soif un peu forte, délire nul

17. — Le pouls est toujours insensible à la radiale et à la cubitale et la main est un peu plus forte. L'état général est bon Seulement le pouls est un peu plus fréquent.

18 — La tuméfaction n'a pas augmenté ; la chaleur n'est pas diminué , la sensibilité persiste , la radiale et la cubitale sont toujours insensibles.

19. — Le pouls est encore nul, mais la chaleur et la sensibilité sont intactes , la tension est diminuée ; tout le membre offre une coloration jaune ecchymotique.

Il n'y a pas de fièvre ; le pouls est peu fréquent ; l'appétit est bon ; pas de diarrhée

24. — La radiale peut être sentie , mais ses pulsations sont très faibles.

30. — Le gonflement a presque entièrement disparu ; le cal commence à se former et on applique l'appareil ordinaire.

8 *juillet.* — Le malade sort sans être guéri ; tout le membre thoracique est le siège d'un gonflement , on sent sur la partie antérieure un bourrelet très dur, et la main est le siège d un œdème. On ne sent pas distinctement les battements de l'artère radiale

La consolidation est assez bien faite, mais du pus s'écoule par la petite plaie du bras, et tout le bras est dur et gonflé.

Obs. III. — Pozzi, *Bulletin de la Société anatomique,* 1868.

Rupture complète de l'artère fémorale par contusion de la cuisse. — Aucune hémorrhagie notable. — Disposition remarquable de la tunique externe

D... Auguste, âgé de 45 ans, entre le 8 octobre 1868, dans le service de M. Broca, à la Pitié.

La roue d'une voiture lourdement chargée lui passa sur la cuisse droite, en suivant un trajet oblique depuis l'épine iliaque antérosupérieure jusqu'au tiers inférieur de la cuisse Il n'y a pas de plaie extérieure à ce niveau, mais il y en a une au mollet que la roue a frôlé en dernier lieu.

Le lendemain, on constate que le membre est froid, et qu'il n'est pas possible de percevoir les battements de la fémorale au-dessus de l'anneau du troisième adducteur. A partir de ce moment, la mortification de la jambe suit une marche continue.

Au fur et à mesure, on procède à une sorte d'embaumement du membre à l'aide de charpie imbibée de coaltar dont on bourre de larges incisions pratiquées dans les parties sphacélées

L'état général est mauvais, la face est terreuse, le pouls petit, il y a anorexie, insomnie. Quelques légers frissons se sont même produits.

Un foyer fluctuant, formé par l'attrition des tissus, est ouvert à la partie interne de la cuisse et détergé regulièrement par l'acide phénique. Une légère amélioration se produit Les frissons cessent, les forces se relèvent momentanément.

Cependant, la gangrène marche toujours On ne peut plus songer à l'amputation de la jambe qui avait eté quelque temps agitée au début, et repoussée du reste par M. Broca qui prévoyait une gangrène du moignon

On reconnaît un vaste foyer dans le creux poplité, faisant communiquer les parties profondes de la jambe, frappées de gangrène, avec le grand décollement de la cuisse qui se prolonge jusque vers l'épine iliaque antéro-supérieure

Ce deuxième foyer est ouvert, il en sort un détritus liquide formé par le broiement des parties sous-cutanées et par une très faible proportion de sang epanché.

L'amputation était urgente. La gangrène paraissait limitée, et il était de toute nécessité de debarrasser le malade du foyer d'infection perpétuelle que constituait pour lui le membre sphacélé.

La désarticulation était contre-indiquée par l'état très grave du blessé ; au reste, en y ayant recours, on n'eût pu enlever toutes les parties malades, car le décollement remontait jusqu'à l'épine iliaque.

M. Broca pratique l'amputation au tiers supérieur de la cuisse le 25 octobre.

Quoiqu'ayant perdu peu de sang, le malade est très affaibli par l'opération ; la suppuration ne s'établit pas, les chairs du moignon se recouvrent d'un putrilage grisâtre d'aspect gangréneux.

Le surlendemain de l'opération, trois frissons intenses se produisent, ils se répetent les jours suivants le malade tombe dans un subdelirium vague et s'eteint huit jours après l'operation

Autopsie du membre amputé. — Il était naturel d'admettre que la contusion avait produit le broiement de l'artère et que la tunique externe avait résisté C'est ce qui arrive le plus souvent en effet dans les violentes contusions, qu'elles soient produites par une balle morte ou par tout autre corps contondant Alors, tandis que la tunique externe, plus extensible et moins fragile, demeure a peu près intacte, les tuniques internes rompues se rebroussent interieurement, un caillot se forme, et l'artère est oblitérée sans qu il se produise d'hémorragie La dissection du membre amputé a renversé ces prévisions et a montré que l'oblitération de l'artère était due à un mécanisme singulier et inattendu

L'artère fémorale était completement rompue Entre les deux bouts, un peu au-dessus de l'anneau du troisième adducteur, existait un écartement d'environ 2 centimètres. Aucune hémorragie notable ne s'était produite, les deux tronçons artériels plongeaient bien dans un détritus sanguinolent assez abondant, mais il était manifestement produit par le broiement des parties molles, et par un épanchement de sang trop peu abondant pour pouvoir être attribué à une autre source qu'à des vaisseaux du dernier ordre. La section de l'artère offre une disposition remarquable

Le bout supérieur est terminé en massue et ressemble a celui d'une artère sectionnée par une balle, par contusion. Il est obturé par un caillot fibrineux remontant à 3 centimètres jusqu'a une perforante fournie directement par la fémorale, et dont le calibre est assez notable Le bout inférieur est celui qui présente le plus grand intérêt. Il se termine par une extrémité très allongée comme celle d'un tube de verre effilé a la lampe, formée par l'allongement de la tunique externe ; un caillot fibrineux, très dense, le remplit dans une etendue de 4 centimètres environ La grande anastomotique, qui naît à 1 cent 1/2 au-dessous de la rupture, est oblitérée.

Cette disposition est, comme on le sait, caractéristique de l'arrachement des artères, et due à un mécanisme bien connu sur lequel nous n'insisterons pas Disons seulement, que des expériences faites a cette occasion sur le cadavre nous ont montré que toujours dans les véritables arrachements d'artères on retrouve sur les deux bouts le prolongement effilé formé par la tunique externe, prolongement qui n'existe ici que sur le bout inférieur.

Comment expliquer cette lésion singulière tenant à la fois du broiement et de l'arrachement ?

Voici comment il nous a semblé qu'on pouvait s'en rendre compte.

Nous avons dit qu'à 1 centimètre environ au-dessous du point où l'artère a été rompue existait la naissance de la grande anastomotique

Il s'en suit qu'immédiatement au dessous du point où a agi la violence, l'artère était assez solidement fixée par cette collatérale importante La distension qu'elle a subie a donc été localisée à une très petite portion de sa longueur : cette portion était énergiquement distendue par la pression oblique de la roue qui chassait devant elle les tissus, un arrachement s'est produit Mais tandis qu'un des bouts de l'artère ainsi rompue se rétractait librement dans sa gaine en vertu de son elasticité, l'autre bout, le supérieur, restait fixé contre le fémur par la pression qui le broyait.

De là, la terminaison en pointe effilée du premier bout et en extrémité mousse et arrondie du second

Obs. IV. — CHAVANIS, Thèse de Lyon, 1878.

Déchirures des tuniques internes de l'artère poplitée.

Le 14 février 1872, on apporte dans le service du professeur Richet, un homme qui vient d'être renversé par un omnibus, les roues de la voiture lui ont passé sur les deux jambes. A la jambe droite, l'examen relève une fracture du tiers supérieur du tibia et du péroné au même niveau. Sur le membre inférieur gauche voici ce que l'on constate. la roue a passé au-dessous de l'articulation du genou et a produit des ecchymoses multiples, un grand épanchement sanguin, qui remonte jusqu'au canal de Hunter. Rien n'annonçant une fracture. on espère n'avoir qu'une contusion, un peu violente, il est vrai.

Dès son entrée, on pose un bandage compressif, s'étendant depuis l'extrémité du membre jusqu'au milieu de la cuisse.

Le lendemain, à la visite, le pied étant froid, on desserre le bandage.

15. — On l'enlève complètement. le membre n'est ni augmente, ni diminué de volume, d'une coloration asphyxique, aucun battement artériel au-dessous de l'artère poplitee, insensibilité absolue de la jambe, une piqûre de la peau ne donne issue a aucun liquide.

19. — Les orteils bleuissent et commencent a se gangrener. Le malade peut encore soulever la jambe, mais le pied et les orteils ne peuvent faire aucun mouvement sur la jambe.

Un érysipèle gangréneux envahit bientôt les deux membres inférieurs et le malade succombe le 22 février.

Autopsie. — A droite, on trouve les fractures du tibia et du péroné, que l'on avait diagnostiquées.

A gauche, on constate un épanchement sanguin considérable dans le creux poplité, une déchirure des jumeaux et des muscles de la région externe de la jambe Le nerf sciatique et ses branches terminales paraissent intacts. Les muscles de la cuisse sont également triturés à leur partie inférieure La veine poplitée est aplatie, diminuée de volume et offre un caillot qui l'oblitère complètement.

L'artère poplitée, dans une étendue de 2 centimètres environ, est comme froissée par les mors d'une pince. La tunique externe a pourtant résisté, tandis que les deux tuniques internes ont été déchirées, et leurs extrémités, en se rétractant, ont formé un bouchon qu'oblitère la lumière de l'artère. On trouve deux caillots, l'un au-dessous, l'autre au-dessus de la déchirure Les os et l'articulation du genou n'offrent pas de lésion.

Obs. V (Résumée). — Cival, Thèse de Paris, 1874.

*Rupture complete de l'artère poplitée sans
lésion des téguments.*

Homme de 30 ans ; en faisant l'exercice du canon il a eu le genou pris entre l'affût et le châssis de la pièce. La pression a dû être énorme. Bientôt survint un gonflement considérable de tout le membre. Les battements des artères pédieuse et tibiale postérieure ne sont plus perçus Le pied devient tout à fait insensible et se refroidit. La région poplitée est le siège d'une tumeur diffuse, très dure, qui ne présente pas de battements, ni de souffle. Deux jours après les douleurs deviennent excessives, des phlyctènes apparaissent, le pied et la jambe commencent à se sphacéler. On pratique l'amputation de cuisse Guérison.

Examen de la pièce. — Incision longitudinale en arrière, la peau est disséquée de chaque côté. Le creux poplité est rempli par un énorme caillot adhérent à la peau ; un autre caillot existe dans le tissu cellulaire sous cutané de la région postérieure de la jambe. Ce caillot est également très consistant, adhérent.

Ces caillots enlevés, on constate que les muscles jumeaux sont comme hachés en deux endroits ; à leur insertion supérieure et à quatre travers de doigt au-dessous.

Une injection, poussée par le bout de l'artère, jaillit dans le creux poplité : rien de semblable en injectant la veine. La dissection attentive de la région permet de reconnaître que les nerfs poplités sont intacts, que la veine est intacte aussi, tandis que l'artère est littéralement divisée ; les deux bouts sont rétractés, éloignés l'un de l'autre. Le calibre paraît notablement moindre.

L'articulation du genou est ouverte en arrière, les ligaments postérieurs ont été déchirés, et l'articulation est trouvée remplie de sang en caillots et de sérosité Pas de sang dans les couches cellulaires profondes ; les caillots remontaient vers la cuisse.

La rupture est démontrée. Elle s'explique très bien par la violence avec laquelle la cause traumatique aurait agi sur l'artère, dans la position où se trouvait le membre au moment de l'accident ; de plus, on peut admettre que les ligaments postérieurs de l'articulation du genou étant déchirés, le bord postérieur de l'extrémité supérieure du tibia a fait saillie en arrière et déchiré l'artère. Le point sur lequel a eu lieu la rupture permet de faire cette supposition, ainsi que celle de l'intégrité de la veine et du nerf par leur plus grande mobilité, leur plus grand éloignement des surfaces osseuses, et leur situation au milieu du tissu cellulaire du creux poplité.

Pour ces deux derniers organes, la compression n'a été qu'indirecte.

Obs. VI. — Lidell, *Encyclopédie internationale de chirurgie*, t. III, p. 233, in *British med. journal*, 28 août 1875, p. 299.

Un jeune homme de 19 ans, bien portant, fut frappé, étant à cheval, au genou gauche par une voiture attelée à un cheval emporté. A son entrée à l'hôpital, on constatait une forte contusion du genou, avec tuméfaction du creux poplité, mais sans signe de fracture, ni de luxation. La tuméfaction augmenta et le blessé se plaignit d'une perte de la sensibilité dans la jambe ; la température de la jambe baissa également et c'est à peine si l'on sentait le pouls dans la tibiale postérieure. A l'auscultation, on entendait dans l'artère poplitée un cliquetis sourd, on diagnostiqua une rupture probable de l'artère On eut recours à l'amputation au-dessus du genou ; le malade alla bien A l'examen, on trouva un épanchement étendu de sang dans le tissu aréolaire du membre amputé ; la veine poplitée était complètement sectionnée ; les tuniques interne et moyenne de l'artère poplitée étaient arrachées et séparées de la tunique externe intacte.

Obs. VII — Tillaux, *Bull. de la Soc. de chirurgie*, t. II, 1876, p. 690.

Rupture des tuniques internes de l'artère iliaque primitive gauche par le fait d'une contusion. — Gangrène. — Amputation de cuisse. — Mort.

3 *mai* 1875 — Un employé de la gare du Nord était adossé à un poteau, en même temps qu'il tenait ses chevaux par la bride, ceux-ci continuèrent d'avancer et le timon de la voiture atteignit l'homme au niveau de la fosse iliaque gauche Le blessé put marcher jusqu'à l'hôpital ; il éprouvait une vive douleur au point contusionné, mais

Picquet   6 la paroi abdominale ne présentait aucune ecchymose. Je ne portai pas mon attention sur l'état de la circulation dans le membre inferieur correspondant. Trois jours après, le 6 mai, le gros orteil gauche.prit une teinte noirâtre ; les battements de la fémorale n'existaient plus La gangrène fit bientôt des progrès, il fallut pratiquer l'amputation de la cuisse, à laquelle le malade succomba le 20 mai. Je trouvai à l'autopsie une lésion de l'artère iliaque primitive gauche ; la tunique externe du vaisseau était intacte, mais la tunique moyenne et la tunique interne étaient déchirées ; leurs extrémités recroquevillées dans la lumière de l'artère, en avaient déterminé l'oblitération. Il n'existait aucune trace de lésion ni sur la paroi abdominale, ni sur aucun point du tube intestinal.

Obs. VIII. — Nepveu, *Bull. et mém. de la Société de chirurgie de Paris*, 1876.

Fracture compliquée — Rupture de la tibiale antérieure. — Amputation de cuisse — Mort.

S..., charretier, 59 ans, entré salle St-Louis, n° 54 (hôp. de la Pitié) le 16 octobre. Il était pris de vin lorsqu'une des roues de la voiture qu'il conduisait lui passa sur la jambe M. Verneuil constate une fracture compliquée des deux os de la jambe , la plaie avait environ 8 centimètres, les bords étaient décollés, violacés, très contus. La fracture présentait un grand éclat. A cette hauteur on devait craindre une fissure articulaire ; de plus, absence de battements au niveau de la pédieuse ; il y avait certainement une rupture de la tibiale antérieure. Lorsque la fracture est sous-cutanée avec une semblable rupture, il y a peu de danger, mais dans les fractures compliquées de plaie, si la gangrène survenait la plaie serait en communication avec un foyer gangréneux, la mort serait presque inévitable. En pareille occurrence, on ne pouvait songer à la conservation. M. Verneuil cependant retarda l'amputation de quelques heures. « Il faut, disait-il à sa clinique, dans de semblables occasions se rapprocher autant que possible de la température normale ; si la température est basse au moment de l'examen. on doit attendre qu'elle se soit un peu relevée. » Le blessé, en effet, était presque sidéré, et la température était tombée à 36°. Le soir, la température du blessé remontait à 36°8, le pouls à 120, M. Verneuil amputait alors la cuisse à la partie inférieure

L'âge du blessé, ses habitudes d'alcoolisme, enfin le pronostic particulier de l'amputation de la cuisse au tiers inférieur, tout indiquait de sérieuses réserves à faire au sujet des chances possibles de succès.

Ce fâcheux pronostic ne se confirma que trop. La température s'éleva les jours suivants, le pouls aussi · l'amputé, pris de subdélire, demandait à chaque instant du vin ; il succomba le 20 au matin, après avoir atteint, la veille de sa mort, le chiffre de 40°.

A l'*autopsie*, foie mou, un peu gras ; les capsules des reins adhéraient fortement au parenchyme rénal, l'épithélium canaliculaire était granulo-graisseux, le cœur gras se déchirait très facilement. Congestion œdémateuse des poumons , l'estomac, l'intestin, très rouges ; rate énorme.

Dans la veine fémorale gauche, se trouvait un long caillot qui s'étendait de la veine cave jusqu'à la veine rénale ; un autre caillot, qui partait de la veine fémorale droite, venait le rejoindre au niveau de la veine cave inférieure ; il y avait un œdème léger de la jambe, à droite, mais très marqué et presque purulent dans le moignon à gauche.

Sur le membre amputé, on trouva une fracture du tibia dans le quart supérieur, avec deux ou trois gros fragments, dont l'un tenait encore au périoste ; aucune fistule articulaire ; le péroné était fracturé à 6 centimètres au-dessous de sa tête, et la tibiale antérieure présentait deux tronçons : l'un, rétracté dans le creux poplité, renfermait un caillot recouvert à son extrémité un peu élargie par les débris de la tunique externe Le bout inférieur, rétracté à son tour, était à 6 centimètres au-dessous de l'anneau du ligament interosseux. Le nerf est seulement distendu, la rupture paraît avoir été produite par le péroné et par le mécanisme d'une tension excessive ; l'artère a cédé, non pas au point touché par le péroné, mais sur l'anneau du ligament interosseux, qui forme là comme une arête saillante. Toutes les artères de la jambe étaient plus ou moins athéromateuses.

Obs. IX (Résumée). — Chuquet, *Bull. Soc. anatomique*, 1877.

Fracture des os du genou. — Oblitération des artères situées en aval par la formation d'un caillot au niveau d'un point de la poplitée où la tunique interne a été rompue.

Cantonnier, 65 ans ; la roue d'un tramway a passé sur l'extrémité du genou gauche qu'elle a fracassée. On constate des fractures multiples avec ouverture du foyer et de l'articulation, le pied est blanc, froid. On ne sent pas de battements ni dans la pédieuse ni dans la tibiale postérieure Le lendemain, M. Verneuil pratique l'amputation de cuisse au tiers inférieur. Mort en 48 heures.

Autopsie. — Le genou amputé présente des lésions multiples. L'articulation est ouverte en plusieurs endroits, très largement à la partie interne. La partie postérieure du condyle interne du fémur est fracturée, et repoussée en arrière de façon à former un plan incliné en dedans sur lequel a glissé la rotule. L'extrémité interne du plateau du tibia est également fracturée ; il ne reste du fragment que des parcelles osseuses qui sont disséminées en partie dans l'articulation, tandis que d'autres restent adhérentes aux lambeaux du ligament latéral interne qui a été déchiré. Sur la face antérieure du fémur, au-dessus des condyles, il existe une éraillure superficielle de l'os, de la forme et de l'étendue d'une pièce de vingt sous Le ligament latéral externe est intact.

L'artère poplitée, la veine et le nerf sont plongés dans du tissu cellulo-graisseux ecchymosé en deux points principalement, tout en haut du creux poplité et au niveau de l'anneau du soléaire Aucun des trois organes ne paraissait extérieurement avoir été fortement contus. La veine était absolument intacte. L'artère le paraissait également, aucune des nombreuses branches du creux poplité n'a été rompue Séparée des parties molles voisines, l'artère nous présente l'aspect suivant. D'une manière générale, elle est athéromateuse, son calibre est nettement dessiné, en un point qui correspond à la partie supérieure du creux poplité, les parois résistent au doigt qui veut les déprimer. En deux points, on constate une coloration ecchymotique de l'artère au milieu de sa portion poplitée et au point où elle se divise en tibiale antérieure, et tronc tibio-peronier. Si on la comprime en ces différents points on sent une résistance qui ne peut être due qu'à l'existence de caillots dans la cavité. L'artère ouverte avec précaution montre en effet en ces deux points des caillots qui ont l'aspect suivant. Au niveau du point supérieur, il existe un caillot blanchâtre, fibrineux, fortement adhérent à la paroi, de la longueur de 1 centimètre environ. A celui-ci fait suite un caillot d'un autre aspect noirâtre, non adhérent, d'une longueur de 4 centimètres. Plus loin, à cheval sur la bifurcation artérielle, et détaché sans nul doute du précédent, cruorique comme lui, de même âge et de même forme, existe un autre caillot qui se prolonge, mais peu avant, dans la tibiale et le tronc tibio-péronier. Quelle était la cause du caillot adhérent ? En examinant la paroi artériolle à ce niveau, on voit que la tunique interne probablement seule, a été rompue dans une étendue de 7 à 8 millimètres, formant une zone presque complète sur la paroi interne du vaisseau. Le lambeau n'est guère plus épais qu'une feuille de baudruche et c'est ce qui fait dire que la tunique interne seule a probablement été déchirée. Il reste adhérent par son extrémité au reste de la tunique non lésée. Il était insuffisant pour arrêter l'ondée sanguine et son recroquevillement n'a pas pu être cause de l'arrêt subit du sang dans l'artère. Il est plus probable que le caillot s'est fait par des dépôts successifs de fibrine au niveau du point où manquait la tunique interne.

Obs. X (Résumée). — Bimbenet, Thèse de Paris, 1877.

Ecrasement de la jambe gauche. — Rupture de la tunique interne de l'artère poplitée et oblitération consécutive. — Amputation. — Mort.

Il s'agit d'un homme de 65 ans qui fut renversé par un tramway dont la roue lui passa sur la jambe gauche. Le genou est le siège de désordres graves : deux plaies contuses, rupture du ligament latéral externe, fracture du condyle externe du fémur, luxation incomplète du tibia en avant. Les artères de la jambe et du pied ont cessé de battre. Le lendemain, devant la gangrène imminente on pratique l'amputation de cuisse. La mort survient quarante-huit heures après.

« La jambe amputée a été disséquée, avec le plus grand soin, par l'interne du service. Les désordres reconnus pendant la vie sont confirmés par cette dissection ; on découvre, en outre, une fracture du plateau externe du tibia qui n'avait pas été constatée lors de l'examen

La membrane externe de l'artère poplitée ne présente aucune solution de continuité, mais vers la partie moyenne de ce vaisseau existe une tache ecchymotique qui occupe une étendue de près de 3 centimètres. En promenant le doigt a la surface de l'artère, on sent une induration correspondant à l'ecchymose. Plus bas, à la partie inférieure du tronc tibio-péronier, on constate une seconde induration ; mais, au niveau de celle-ci, la tunique externe ne présente aucune trace de contusion.

L'artère est ouverte avec beaucoup de précaution et l'on reconnaît qu'aux deux indurations correspondent deux caillots. L'inférieur, entièrement cruorique, est mou et ne présente aucune adhérence avec la tunique interne du vaisseau qui, à ce niveau, est entièrement saine. Il est probable que cet embolus, détaché du caillot supérieur au moment de sa formation, et poussé par l'ondée sanguine, est venu s'arrêter au point de division du tronc tibio-péronier.

L'autre caillot commence à près d'un centimètre au-dessus des articulaires supérieures. Il est libre dans ses trois quarts inférieurs et il est mou et cruorique. Plus dense et presque entièrement fibrineux dans son quart supérieur, il est intimement uni à l'artère par l'un de ses points. En le relevant, on voit que la tunique interne présente, à ce niveau, une déchirure circonscrivant un lambeau triangulaire, soulevé, flottant et refoulé à l'intérieur de la cavité du vaisseau Le caillot adhère intimement à ce lambeau, qui, à lui seul, n'eût pu suffire à oblitérer l'artère. La tunique interne seule est rompue et sur la membrane moyenne ainsi mise a nu, on ne voit aucune trace de déchirure. Le vaisseau, athéromateux en plusieurs points de son étendue, ne presente, à ce niveau, aucune plaque calcaire. »

Obs. XI. — Chuquet, *Bulletin de la Société anatomique*, avril 1877.

Deux cas de plaies artérielles par écrasement.

J. C..., âgé de 22 ans, entre le 17 janvier, salle Saint Louis, hôpital de la Pitié, service de M Verneuil, présentant un écrasement du bras droit, qui a ete pris entre deux tampons de wagons. La violence a déterminé une fracture comminutive de l'humérus au tiers supérieur ; une petite plaie met le foyer de la fracture en communication avec l'extérieur. Il s'écoule par la blessure une quantité considérable de sang L'hémorrhagie est arrêtée par une ligature élastique faite à la racine du membre Mais si le sang ne se répand plus au dehors, il ne cesse pas de sortir des vaisseaux et forme une tumeur volumineuse sous le grand pectoral Le pouls ne se sent plus dans les artères de l'avant-bras. La désarticulation de l'épaule est remise au lendemain a cause de l'abaissement de la température.

La dissection du bras a donné les renseignements suivants : la tunique celluleuse manque a l extrémité du bout supérieur, la tunique interne légèrement rebroussée dans la tunique moyenne protège un caillot très mince qui aurait cédé au moindre effort Intérieurement, au contraire, les tuniques interne et moyenne sont recroquevillées et un manchon celluleux aurait protégé la formation du caillot.

H. D.. , 28 ans, chauffeur, entre dans la même salle le 15 mars Un engrenage lui a saisi le bras vers la partie moyenne et a déterminé une fracture comminutive avec large plaie au même niveau. L'hémorrhagie a été presque insignifiante. Le pouls n'est plus percu dans la radiale La désarticulation est faite le soir même.

La dissection du bras a montré l'artère complètement divisée au niveau des fragments osseux Le bout superieur non effilé renferme un caillot assez volumineux qui s'est formé grâce au rebroussement de la tunique interne et d'une partie de la tunique moyenne vers le centre du vaisseau. La tunique externe est rompue à quelque distance de l'extrémité inférieure.

Le bout inférieur est effilé, la tunique celluleuse prolongée au delà de la tunique moyenne et de la tunique interne forme une barrière solide qui eût empêché certainement toute hémorrhagie.

Ces deux faits nous ont paru par leur rapprochement présenter un certain intérêt. Des deux côtés, la violence a porté sur le même point et le genre de traumatisme n'est pas sans analogie. Cependant, les lésions sont différentes. D'un côté, nous avons les lésions de l'écrasement simple, de l'autre, l'écrasement a été compliqué d'arrachement et ce qui le prouve, c'est l'effilement du bout inférieur spécial aux lésions artérielles de cette catégorie. Ces faits nous montrent encore combien est capricieuse l'hémostase naturelle dans les plaies artérielles et combien il y faut peu compter.

Obs. XII (Resumée). — CHAVANIS, Thèse de Lyon, 1878.

Contusion de la jambe. — Dechirure des tuniques interne et moyenne de l'artere péronière. — Gangrène.

Homme de 50 ans environ, trouvé étendu sans connaissance dans un terrain vague

Le membre inférieur gauche est considérablement tuméfié, froid, insensible. Les battements de la tibiale postérieure ne sont pas perceptibles. La fémorale bat violemment immédiatement au-dessous de l'arcade crurale , deux travers de doigt plus bas on ne la sent plus. Le malade meurt dans la soirée sans avoir repris connaissance.

Autopsie — Infarctus anciens dans les reins. Le cœur n'est pas hypertrophié ; tous les orifices sont absolument sains et les valvules fonctionnent parfaitement Il est juste de dire que la crosse de l'aorte présente quelques légères plaques athéromateuses.

En disséquant le membre gangrené, on aperçoit au niveau de la partie externe et supérieure de la jambe, que le tissu cellulaire sous-cutané est le siège d'une légère infiltration ecchymotique. Au-dessous de l'aponévrose, dans le tissu cellulaire inter-musculaire, aussi bien que dans l'épaisseur du tissu musculaire lui-même, le sang est infiltré en quantité très notable.

Du côté des vaisseaux, on voit que les artères péronière et tibiale postérieure constituent un cordon noirâtre, résistant sous le doigt ; cette induration se continue jusqu'au tiers inférieur de la jambe. Enfin, en remontant, nous trouvons que la coagulation sanguine se poursuit dans la poplitée et dans la fémorale jusqu'à l'arcade de Fallope où elle cesse brusquement.

Dissection des artères oblitérées. — Les artères du membre inférieur gauche, étalées sur une plaque de liège, montrent les détails suivants un caillot obstruant complètement la lumière des vaisseaux, s'étend depuis la fémorale profonde jusqu'au tronc tibio-péronier ; l'artère péronière même est oblitérée dans une hauteur de 3 à 4 centimètres ; l'extrémité inférieure du caillot est libre dans la péronière, dans une longueur de 2 centimètres, il se termine en s'effilant. L'extrémité supérieure de ce caillot offre une extrémité plus obtuse, irrégulière, en houppe, libre également, ce caillot arrive à la fémorale profonde. Il remplit complètement les artères, et il n'adhère nulle part à leurs parois, si ce n'est en un point, au niveau de la péronière.

Les parois artérielles ne sont pas athéromateuses, et elles sont absolument saines dans toute leur étendue, sauf en un point, là où le caillot est adhérent « La tunique moyenne et la tunique externe sont déchirées circulairement, tandis que l'externe est conservée. Elles ont été comme coupées » ; il y a très peu de rétraction des lambeaux et il n'y a pas de recroquevillement des membranes internes Le caillot, en ce point, adhère intimement à la tunique externe.

Rien dans les veines ni dans les nerfs.

A l'examen microscopique, l'artère, qui contenait le caillot, ne présente aucune trace d'inflammation, récente ou ancienne.

Obs. XIII. — Kirmisson, *Progres medical*, 26 octobre 1878.

Ecrasement de la cuisse droite. — Rupture des vaisseaux femoraux. — Anévrysme diffus primitif. — Amputation de la cuisse. — Examen des vaisseaux rompus.

Le nommé R... Henri, âgé de 53 ans, est entré à la Pitié, dans le service de M Verneuil, le 26 décembre 1877, pour un traumatisme de la cuisse droite.

L'accident est arrivé le 29 novembre. Le malade, qui est charretier, marchait au côté droit de sa charrette, trainée par deux chevaux et lourdement chargée.Tout d'un coup, son pied droit a tourné et il est tombé. Menacé de voir la voiture lui passer sur le corps, il s'est glissé dessous à plat ventre , mais le membre inférieur droit est reste en arrière et la roue de la charrette lui a passé sur la partie postérieure de la cuisse Le malade a pu se relever et faire quelques pas, puis on l'a porté chez lui.Dès le moment où on l'a déshabillé, on a remarqué un gonflement énorme du membre, depuis le tiers inférieur de la cuisse jusqu'au cou-de-pied ; le pied lui-même était intact Des applications de sangsues furent faites à deux reprises différentes pendant les jours suivants ; mais le volume du membre ne diminua pas sensiblement.

Quinze jours après l'accident, les douleurs devinrent plus vives ; la flexion de la jambe était impossible Le malade avait la sensation d'une corde tendue dans le jarret. M le docteur Bastien, qui fut appelé à ce moment, reconnut l existence d'un anévrysme et un commencement de sphacèle du pied ; il y avait, de plus, une insensibilité complète de la jambe du côté malade.

Quand cet homme vient à la Pitié, la gangrène, de forme sèche, occupe les orteils, la moitié antérieure de la face dorsale du métatarse et toute la région plantaire. La sensibilité existe à la jambe. mais beaucoup plus faible que du côté sain. A la partie inférieure de la cuisse il existe une tumeur arrondie, régulière, lisse, rénitente en certains points, beaucoup plus marquée au côté interne qu'en arrière et en dehors. Cette tumeur offre un mouvement d'expansion peu prononcé Les battements ne sont pas non plus très énergiques ; ils sont perceptibles dans toute la moitié inférieure de la cuisse, mais leur maximum existe au côté interne. Le souffle est très nettement intermittent ; il est doux, pas très intense, ne se propage pas au loin ; il a son maximum au niveau de l'anneau du troisième adducteur. Il existe un œdème et une induration très prononcés de tout le membre. Le genou est douloureux ; en pressant sur la rotule, on provoque une vive sensibilité En un point situé au côté interne de la cuisse, il y a une fluctuation très évidente ; de plus, toute la tumeur présente une coloration rouge diffuse.

La douleur du genou faisait craindre une communication de l'articulation avec la tumeur anévrysmale, et le développement d'une arthrite aigue L'inflammation du foyer sanguin révélée par la marche ascensionnelle de la température qui, le 29 décembre au soir, atteignait 39°2, l'amincissement de plus en plus marqué de la peau au côté interne de la cuisse, l'extension de la gangrène, tout commandait une prompte intervention.

Mais ici, les méthodes de traitement habituelles, telles que la compression et la ligature, ne pouvaient être employées ; elles exposaient à faire progresser encore la gangrène Aussi M. Verneuil se décida-t-il pour l'amputation de la cuisse au tiers supérieur qui fut pratiquée le 2 janvier.

Immédiatement après l'amputation, nous commençâmes la dissection du membre La peau et le tissu cellulaire sous-cutané sont infiltrés d'une grande abondance de sérosité sanguinolente. Au côté interne du genou, dans le point qui présentait une fluctuation si manifeste, la peau est très amincie, et le caillot sanguin, faisant hernie en dehors de la poche anévrysmale, est immédiatement en contact avec sa face profonde.

Les veines superficielles sont très développées ; les muscles jumeaux pâles, augmentes de volume, çà et là, infiltrés de sang, comme tous les muscles de la jambe. Le nerf sciatique est rouge et infiltré dans le point où il rampe à la surface externe de la tumeur.

La poche anévrysmale elle-même présente le volume d'une tête de fœtus à terme ; elle proémine surtout au côté interne de la cuisse, mais elle gagne aussi le creux poplité et le côté externe du membre. Dans ce dernier point, elle est limitée par le vaste externe, mais sa limite est vague ; elle se perd peu a peu dans le tissu cellulaire voisin. Il n'existe pas encore, à proprement parler, de sac anévrysmal bien constitué. En bas, la tumeur gagne la partie inférieure du creux poplité au-dessus des insertions supérieures du jumeau interne. Supérieurement la poche se termine en pointe, et sa limite, très nette de ce côté, est constituée par les fibres musculaires du grand adducteur, qui, très distendu, enveloppe la plus grande partie de la poche. Du côté interne, le sac est ouvert en deux points. D'abord, sur le bord antérieur du muscle droit interne ; par là s'échappe une masse fibrineuse qui vient se mettre directement en contact avec la face profonde de la peau très amincie comme nous l'avons déjà signalé La seconde perforation existe au niveau des insertions charnues du grand adducteur au fémur, au dessous du tendon du même muscle. Par cette perforation s'échappe une volumineuse masse fibrineuse, qui, sous forme de champignon, fait hernie au-dessous du vaste interne du triceps. Le contenu de la poche est formé en très grande partie de caillots cruoriques, entremêlés çà et là de caillots fibrineux ; ces derniers deviennent beaucoup plus abondants au voisinage du bout supérieur de l'artère rompue où ils forment une masse cohérente.

Mais le point qui doit surtout nous arrêter dans cette description, c'est celui qui concerne l'état des vaisseaux du membre. L'artère et la veine fémorales sont complètement rompues. La rupture siège à 5 centimètres au-dessus de l'anneau du troisième adducteur. Les vaisseaux rompus pénètrent de 4 centimètres dans l'intérieur de la poche par leur bout supérieur. Sur le bout inférieur, la rupture siège à 8 centimètres de l'interligne articulaire du genou. La veine est nettement sectionnée. Son bout supérieur est vide , le bout inférieur est rempli en partie par un caillot adhérent. La section de l'artère est, au contraire, irrégulière. Le bout supérieur se termine par une section assez nette en avant, frangée et plus longue en arrière, de sorte que, dans son ensemble, il est taillé en biseau de haut en bas et d'avant en arrière. Le bout inférieur est effilé sur une grande étendue, formé en ce point par la tunique externe seule, sauf une parcelle de la tunique moyenne qui a été détachée. Il est oblitéré par un caillot en partie fibrineux, en partie cruorique et adhérent. Il existe un écartement considérable entre les bouts des vaisseaux divisés.

La rupture complète de la veine poplitée est une lésion fort rare. Nous tenons de notre maître, M. Verneuil, que c'est là le premier exemple qu'il en ait constaté *de visu* Dans un cas, il a diagnostiqué cette rupture, à cause de la présence d'un énorme épanchement dans l'articulation du genou ; mais le malade ayant guéri, on n'a pas eu la confirmation du diagnostic Le fait d'une rupture veineuse très nette est digne de remarque ; mais il a été depuis longtemps signalé.

Nous le trouvons noté dans l'article « Veines » du *Dictionnaire* en 30 vol : « A la suite des contusions, dit l'auteur de l'article, il n'est pas rare de voir la veine coupée aussi nettement que si elle eût été tranchée avec un couteau » Nous devons encore nous demander quelle part peut avoir eue la rupture complète de la veine principale du membre dans le développement de la gangrène. On sait combien les auteurs ont différé d'opinion à ce sujet. Les uns ont nié l'influence des blessures veineuses ; les autres l'ont admise, et ont pretendu que, pour éviter la gangrène, dans les blessures des veines, il fallait lier les artères. M. Verneuil pense que, chez les sujets en bon état, l'oblitération veineuse n'amène pas la gangrène.

D'ailleurs, ici, la circulation veineuse paraissait suffisamment établie par les veines collatérales. Nous avons noté sur la pièce la dilatation des veines superficielles, et déjà, pendant l'amputation, on avait été frappé par l'écoulement abondant de sang fourni par les veines sous-cutanées du membre.

La gangrène doit donc être attribuée plutôt ici à la blessure artérielle Sans doute les artères collatérales étaient peu dilatables chez un homme déjà âgé, et présentant un certain degré d'athérome. En outre, l'énorme distension du membre a dû gêner encore la circulation collatérale Peut-être aussi faut il faire jouer un certain rôle à l'état de stupeur du membre qui s'est traduit par la perte absolue de la sensibilité, constatée par M le Dr Bastien Le nerf sciatique, avons-nous dit, était rouge et infiltré ; nous avons remis une partie e ce nerf à M. Gombault pour l'examen histologique ; il n'y a pas constaté de lésion bien appréciable.

Quant à la rupture de l'artère, il existe ici une disposition très remarquable, et que nous ne trouvons nulle part consignée dans les traités classiques. Dans les plaies d'artères par arrachement, nous dit-on, les tuniques interne et moyenne d'une part, la tunique externe d'autre part, sont rompues a un niveau différent ; cette dernière forme un tube effilé qui reste adhérent au bout cardiaque, et, grâce aux inégalités qu'elle présente, il se produit à son niveau un caillot solide adhérent, qui s'oppose aux hémorrhagies primitives. Sur le bout peripherique, au contraire, la tunique externe manque sur une certaine longueur. Il ne se fait pas de coagulum sur ce bout ; dès lors pas d'hémostase solide ; aussi est-ce lui qui donne lieu le plus souvent aux hémorrhagies secondaires.

Mais ici les choses se passent tout différemment, la tunique externe effilée est restée attenante au bout péripherique : le bout cardiaque est vide et dépouillé de sa tunique externe dans une certaine étendue.

Déjà, au début de l'année dernière, nous avions pu observer une disposition toute semblable a celle-ci dans un cas de rupture d'artère par écrasement. La pièce a eté disséquée par nous, et présentée par M. Chuquet à la Société anatomique, dans la séance du 20 avril 1877. Il s'agissait d'un homme qui avait eu le bras droit écrasé par un tampon de wagon La désarticulation de l'épaule fut pratiquée. A la dissection de la pièce, on constata que la tunique celluleuse manquait sur le bout supérieur tandis que, sur le bout inférieur, elle formait un manchon celluleux assez long pour permettre le dépôt d'un caillot.

On comprend sans peine de quelle importance est cette disposition contraire aux descriptions classiques Si, dans les cas habituels, l'anatomie pathologique nous explique l'absence d'hémorrhagie primitive, et la production facile des hemorrhagies secondaires, ici, il en sera tout autrement

L'oblitération du bout inférieur mettra obstacle à la production des hémorrhagies eloignées . mais rien du côté du bout supérieur ne s'opposera à un écoulement primitif de sang abondant. Aussi est-ce bien ainsi que se sont passées les choses dans les deux cas que nous rapportons

Chez notre malade, à la rupture de l'artère fémorale, l'hemorrhagie primitive fut considerable, puisque immédiatement le membre prit un très grand volume

Chez le jeune homme à l'écrasement du bras, la perte de sang fut primitivement si grande qu'on dut appliquer un tube d'Esmarch a la base du membre, en attendant qu'on pût pratiquer la désarticulation de l'épaule.

Ce fait d'anatomie pathologique nous rend compte des différences existant entre les plaies artérielles, au point de vue des hémorrhagies, tant primitives que consécutives. Il nous montre, en outre, combien il est nécessaire dans l'étude des lésions artérielles, de porter son attention, aussi bien sur le bout périphérique que sur le bout cardiaque des vaisseaux rompus C'est enfin une preuve en faveur de la nécessité qu'il y a d'établir une classe a part pour les plaies d'artères par ecrasement, et de ne pas leur appliquer sans réserves tout ce que l'expérience nous a appris au sujet des plaies par arrachement de ces mêmes vaisseaux.

Obs. XIV (en partie resumée). — Nicaise, in thèse
Decayc. Paris, 1879.

Ecrasement des vaisseaux fémoraux sans anévrysme diffus primitif — Gangrène du membre. — Elimination spontanée. — Guerison.

Th..., 30 ans, charretier, conduisant une charrette lourdement chargée, tomba sur le dos, une roue passa sur la cuisse droite, on constate à ce niveau de larges ecchymoses et une vaste collection liquide fluctuante. Pas de battements au niveau de la pedieuse et de la tibiale posterieure Insensibilité et refroidissement du pied et de la jambe Pas de plaie à la peau Le diagnostic fut rupture de l'artère fémorale suivie d'épanchement sanguin avec mortification de la jambe et du pied.

Le malade refusa l'amputation et on pratiqua la ligature de l'artère fémorale au-dessous de l'arcade. Les jours suivants la momification commença au niveau des orteils, de larges plaques de sphacèle et de nombreuses phlyctènes se montrèrent sur la partie inférieure de la cuisse et du genou, dix-sept jours après l'accident, le membre mortifié fut enlevé au thermocautère ; on désarticula au niveau du genou.

On constata qu'il n'y avait pas de ruptures musculaires ; ces organes étaient séparés les uns des autres, et il y avait entre eux des espaces remplis de sanie rougeâtre assez épaisse et remontant plus ou moins haut dans la cuisse.

L'aponévrose fémorale était rompue au-dessus du genou et il y avait une déchirure complète de l'aponévrose qui unit le tendon du grand adducteur au vaste interne. En aucun point on ne rencontre de cavité ni de caillots sanguins indiquant l'existence d'un anévrysme diffus primitif.

Les vaisseaux fémoraux n'étaient pas rompus : ils étaient représentés par un cordon assez volumineux à surface irrégulière, d'une longueur de 10 centimètres environ et se continuant par ses extrémités avec les vaisseaux fémoraux et poplités Dans ce cordon formé par l'écrasement de l'artère et de la veine, il n'y avait pas trace de cavité vasculaire. Il fut coupé avec le thermocautère : léger suintement sanguin sur la surface de section, bientôt arrêté.

Le nerf sciatique avait conservé sa forme et ne portait pas trace d'attrition ni de déchirure ; sa mortification remontait jusqu'à 2 centimètres environ au-dessous de la division.

La peau était décollée en avant jusqu'à quatre travers de doigt au-dessous du pli de l'aine, contre-ouverture en ce point et tube à drainage. Le moignon qui résultait de cette opération était très irrégulier, recouvert de tissus mortifiés, et présentait une large surface sur un gonflement des muscles.

Il est recouvert de compresses d'huile phéniquée, de gaze antiseptique et de ouate, pansement qui fut continué La plaie fut nettoyée chaque jour et lavée avec de l'eau phéniquée.

L'élimination des parties mortifiées se fait assez rapidement, la plaie se recouvre de bourgeons charnus et donne une suppuration peu abondante.

L'état général s'améliore peu à peu. L'appétit reste très léger.

Il n'y a rien à signaler dans la suite du traitement, à part quelques variations légères dans la température, dans la quantité de la suppuration, et ce fait que pendant une quinzaine le malade eut de la polyurie.

Quand le malade eut repris des forces, et surtout quand son état moral le permit, on fit le 29 janvier la section du fémur qui avait dû être laissé dans le moignon. Les condyles étaient recouverts de bourgeons charnus qui se continuaient avec ceux du moignon dont la surface n'était qu'en partie recouverte de peau. Les parties molles furent détachées avec le thermocautère, le périoste décollé et le fémur scié assez haut, de façon à permettre le rapprochement des parties molles au dessous de la section Il n'y eut pas de perte de sang, pas de ligature.

Bandelettes de diachylon. Pansement antiseptique

La guérison fut très rapide.

Obs. XV. — Piéchaud, *Revue de Chirurgie*, 1883.

Luxation du genou droit. — Contusion du membre inférieur gauche compliquée d'oblitération artérielle étendue — Gangrène de la jambe. — Amputation — Guérison.

D. , 33 ans, forgeron, est entré salle 17, n° 23, le 11 mai 1882, à 2 heures de l'après-midi, avec une luxation du genou droit en avant.

L'accident est arrivé à 11 heures ; cet homme a été pris par un arbre de transmission et vivement renversé. Nous ne pouvons savoir immédiatement les détails de l'accident, le malade souffre en effet d'une manière atroce Il pousse des gémissements, dit qu'il ne pourra résister à cette souffrance , sa face est pâle, son pouls est petit et assez rapide.

Outre la lésion du genou droit, on constate également un arrachement de la tête du péroné du côté gauche. Ce fragment osseux

Picquet

entraîné en haut, fuit sous le doigt dans toutes les directions : il est séparé du péroné d'au moins 3 cent. 1/2 et au-dessous de lui on sent l'extrémité supérieure de cet os, saillante, brisée transversalement, comme s'il y avait une simple disjonction de la tête et du corps de l'os.

De ce côté (gauche), le reste du membre paraît sain ; le malade étend et fléchit le membre assez facilement, mais il éprouve de la douleur. Dans ces divers mouvements, la tête du péroné brisée ne subit pas de déplacement , alors, en examinant avec plus d'attention on ne retrouve pas les détails anatomiques qui pourraient rappeler la situation exacte de cette extrémité, et on arrive à penser qu'elle a subi un mouvement de renversement et se trouve complètement détachée des parties voisines En effet, elle roule littéralement sous la peau au milieu d'un épanchement de sang. Le genou n'est pas tuméfié, mais il semble que les mouvements de latéralité soient un peu augmentés et qu'il y avait eu là du diastasis de l'articulation. Les rapports des saillies osseuses sont normaux.

Le fait qui frappe le plus après la fracture du péroné à son extrémité supérieure est une pâleur très grande de toute la jambe gauche ; le membre paraît exsangue Quand on applique la main sur la peau, on la sent refroidie. La pédieuse n'a plus de battements. Ces diverses lésions nous confirment dans l'idée que probablement il y a eu un violent froissement de l'articulation, dans lequel, artères et nerfs auraient été tiraillés, déchirés. Presque tout le membre, depuis le genou jusqu'au pied, est insensible, surtout dans la partie antéro-externe, où l'anesthésie est complète. Contusions multiples en beaucoup d'autres régions, mais peu graves. . Plaie de 3 centimètres à la région fronto-pariétale droite.

Examen de la luxation du genou droit — Déformation considérable sur le genou et la jambe

Le genou est augmenté dans son diamètre antéro-postérieur. Latéralement, il n'est pas volumineux.

La jambe est gonflée, sans excès, mais froide et insensible dans la partie inférieure et en dehors seulement. La plus grande partie de ce segment du membre inférieur n'a donc pas perdu sa sensibilité

Le membre vu de face (il est dans la rectitude et n'est pas dévié)
paraît raccourci du côté de la cuisse, et normal comme longueur du
côte de la jambe. En arrière, le rapport est inverse

Dans l'ensemble, il existe un raccourcissement de 3 cm. 1/2.

Quand on examine de plus près, on voit une saillie en avant qui
continue celle du tibia tout entier et représente l'extrémité supérieure. Elle est surmontée d'une autre saillie qui s'incline en arrière,
vers le fémur, et qui est formée par la rotule Au-dessus et de chaque côté de cette ou de ces saillies médianes existe en dedans,
comme en dehors, mais en dedans surtout, une dépression accusée
par des plis transversaux des téguments.

En arrière, le creux poplité est complètement effacé et remplacé
par une double saillie manifestement formée par les condyles Le
condyle interne est surtout saillant, et sur lui la peau violemment
tendue et comme près d'éclater. a déjà une coloration rouge vineux,
et est parsemée de points ecchymotiques qui font prévoir une rupture
ou un sphacèle prochain. Sur le condyle externe, la peau est encore
tendue, mais beaucoup moins ; il n'y a pas de menaces de rupture.
L'artère poplitée est refoulée en arrière et en dehors , elle est rappro-
chée du condyle externe, on la sent battre en ce point ; mais on ne
sent point la pedieuse , la jambe et le pied sont froids, un peu livides

Devant nous, le malade fait quelques petits mouvements   il soulève un peu la cuisse Mouvements communiqués de flexion et d'extension en partie conservés De plus, mouvements de latéralité bien
prononcés. Tous ces mouvements douloureux.

La réduction n'a présenté aucune difficulté ; pendant qu'un aide
maintenait la partie supérieure de la cuisse, et qu'un deuxième aide
tirait sur le pied, je peux pousser en sens inverse les os déplacés qui,
après deux mouvements de glissement successifs, reprennent leur
position.

Le membre est immobilisé dans un appareil de cuisse (Scultet)
bien garni de ouate.

12 *mai*. — Le malade souffre beaucoup moins. Le pied droit
a recouvré sa coloration normale et sa chaleur ; on sent bien la
pédieuse.

13-14. — Le pied gauche est toujours froid et insensible ; l'insensibilité existe aussi dans le tiers inférieur de la jambe. A peine de distance en distance, le blessé sent-il une forte piqûre.

15. — Nous trouvons le malade en proie à une très vive douleur . il se plaint, s'agite, pousse des cris La jambe gauche est le siège de douleurs profondes qui remontent jusqu'au-dessus du genou.

Le membre est froid jusqu'au milieu du mollet , sur le pied, froid, insensible, décoloré, existe au milieu de la région dorsale une tache ecchymotique.

Vers le milieu du mollet, la chaleur reprend , mais la il existe de la tuméfaction et des marbrures violacées qui indiquent une menace de sphacèle ou au moins des troubles vasculaires très grands.

Sous le tendon d'Achille, et a l'extrémité du talon, on voit deux plaques de sphacèle d'une dimension d'à peu près 2 centimètres ou 3 centimètres.

Pas de battements sous la pedieuse. Battements faibles sur l'artere poplitée. Battements également un peu diminués sur le trajet de la fémorale en bas

Température du pied gauche : 21°. Température du pied droit 35°, plus quelques dixièmes.

Température du mollet gauche, au point où la température s'est rétablie, même avec une sorte d'exagération qu'on croit retrouver a la main : 36°9. Température de l'aisselle : 38°8.

Enfin, au niveau du point spécialement contus (tête du péroné gauche) vaste ecchymose et tuméfaction.

16. — La nuit a été assez bonne (le malade a pris une potion calmante au chloral).

Douleurs beaucoup moins vives.

L'etat du pied gauche est le même ; mais sur toute la partie antéro-externe de la jambe existe une coloration verte, indice d'une gangrène certaine. Il existe aussi en dedans et en arrière un commencement de refroidissement

Les battements de la poplitée ne sont plus sentis. On ne retrouve plus ceux de la fémorale dans le tiers inférieur. Ils sont a peine sensibles au-dessus de l anneau du troisième adducteur

17. — On ne défait pas le pansement ; même état que la veille. Douleurs très violentes dans le membre gauche

18. — Le malade a moins souffert la nuit précédente Le pied et une très grande partie de la jambe gauche sont sphacelés. Le tiers supérieur de la partie interne de la jambe a encore sa vitalité

L'articulation du genou n'est que très peu tuméfiée, et on ne constate pas d'epanchement dans la synoviale. Mais au dedans de la rotule, sur la face interne du genou, on suit des gaz sous la peau ; on en retrouve encore jusqu'au milieu de la cuisse, en dedans sur le trajet des vaisseaux fémoraux. Cependant en ces derniers points il n'y a pas de tuméfaction, et les tissus ont encore leur coloration normale.

22 — Sauf hier, le 21 mai, le malade a été pansé tous les jours. Nous avons vu le sphacele gagner chaque jour, à tel point qu'il occupe la plus grande partie de la jambe gauche, sauf les tissus de la partie antéro interne superieure et ceux de la partie postérieure également en haut.

23. — Même état. D après le conseil de mon excellent maître, M. Lannelongue, je fais sur la pointe du triangle de Scarpa une longue incision de 8 centimètres qui va jusqu'au muscle couturier qu'elle écarte, et s'avance, sur la gaine de l'artère que j'ai sous le doigt. Avec la sonde cannelée j'écarte profondement les mailles du tissu conjonctif, et je vois des gaz s'échapper de ce tissu principalement tout autour du couturier, l'infiltration gazeuse a exactement suivi le trajet de ce muscle Pansement de Lister sur l'incision.

24 — La plaie a bon aspect et le tissu cellulaire ne contient presque plus de gaz.

25. — Nous ne défaisons pas le pansement.

26. — Pansement, plus de gaz dans le tissu cellulaire, mais la plaie de l'incision est recouverte d un enduit couenneux analogue à une fausse membrane diphtherique Ce même jour, 26, le malade a eu de l'excitation le matin , il chante dans son lit, rit, parle beaucoup. Cependant, a la visite, nous le trouvons raisonnable et répondant exactement a toutes les questions que nous lui adressons. Le sphacèle du membre gauche a gagné de l'étendue , la partie antéro

interne supérieure et la partie postérieure en haut également, seules, sont saines

27. — Le malade a beaucoup souffert dans la nuit et hier dans la journée. -

1ᵉʳ *juin* — Il y a quelques douleurs dans le membre inférieur droit ; le pied qui traverse l'appareil ouaté est pâle, cependant il est chaud. Le malade dit qu'il n'a pu dormir de la nuit et que les douleurs s'étendent, sous forme d'élancements, depuis le pied jusqu'au milieu de la cuisse

2. — Le sillon de séparation est formé entre les tissus sains et l'eschare sur le membre gauche. Profondément la séparation est en plusieurs points complète, et le lambeau se trouve tracé. On pourra conserver l'articulation du genou en amputant la jambe très haut. Je taille un lambeau postéro-interne juste sur les limites du sillon d'élimination. En dehors, le sillon d'élimination se trouve à un travers de doigt seulement de l'articulation du genou (interligne) et il forme la un ovale C'est dans ce point que je viens appliquer l'extrémité de mon lambeau. . En somme, amputation à lambeau postérointerne (méthode ovalaire de circonstance) L'amputation a été faite avec la bande d'Houzé de l'Aunoit. Les artérioles donnent ensuite une grande quantité de sang Je fais environ 25 ligatures. Les tissus sont infiltrés, les muscles ramollis. Après section de l'os, on voit, en un point du tissu osseux, s'écouler une gouttelette de pus. Pensant alors qu'il existe un abcès dans le tissu spongieux, je perfore ce tissu avec une curette et je vois en effet apparaître une notable quantité de pus (1 à 2 gr.). Une seule suture profonde à la partie postérieure. Suture superficielle en crins. Drains en caoutchouc vulcanisé rouge.

4. — Les douleurs dans le membre droit (côté de la luxation) ne cèdent pas depuis le 1ᵉʳ juin, elles sont même devenues plus vives. J'examine alors le membre , voici ce que je constate .

Le membre depuis le genou jusqu'au pied est un peu pâle, mais il est chaud. Sensibilité exagérée dans toute la partie correspondante. La pédieuse bat, a plein canal , mais la fémorale dans son quart inférieur est oblitérée , on sent a sa place un cordon dur. La poplitée est également oblitérée , on ne retrouve les battements que sur la

partie inférieure de la poplitée et le tronc tibio-péronier. Des battements superficiels sentis sur le trajet de la fémorale oblitérée font
supposer que l'artère anastomotique est dilatée et que la circulation
s'est en très grande partie rétablie par elle Il n'y a point de tuméfaction , l'articulation ne présente rien ; mais grande tendance,
quand on soulève le membre, à former un angle saillant en arrière
(extension exagérée), ce qui prouve qu'il n'y a pas encore de réparation du côté du ligament postérieur.

5. — Les douleurs ont à peu près disparu, dans le membre droit.
Pansement du moignon ; la suppuration a été assez abondante ;
mais, grâce aux deux drains placés dans le point déchiré, il n'y a pas
stagnation. Les tissus sont partout assez souples, et dans une bonne
moitié de la suture, la réunion paraît se faire par première intention.

6 — Le malade a passé une bonne nuit, et il ne se plaint plus
d'éprouver de douleurs. A partir de ce jour, l'état du blessé s'améliore progressivement , sa plaie d'amputation, qui a légèrement
suppuré du côté de l os, se cicatrise et à la fin de juillet la guérison
est complète. Le moignon, tout d'abord très volumineux, se rétracte
peu à peu et revêt enfin (août) une forme arrondie, solide, et sa souplesse indique que tout travail profond d'ostéite a complètement
cessé.

Septembre — Le malade est guéri, mais il reste des lésions qui
paraissent difficilement remédiables. Le membre droit qui a été immobilisé pendant 3 mois (côté de la luxation) est faible ; les mouvements d'extension sont exagérés, la marche est par conséquent difficile. L'extension exagérée n'est pas du reste le seul trouble qu'on
ait observé , les péroniers affaiblis, comme frappés d'un commencement d'atrophie, laissent le pied se renverser sur son bord externe .

Obs. XVI. — Jungst (cité par Lejars). — Gangran nach subcutaner isolirter Verletzung der Arterien intima. *Berliner klin.
Woch.*, 1884.

*Traumatisme du coude — Rupture de la tunique interne de
l'artère humerale — Amputation du bras.*

G. K..., 19 ans, mécanicien, a l'avant-bras pris dans une courroie
de transmission, le 2 novembre 1883. On l'apporte à la clinique de
Czerny, où l'on constate une fracture sous-cutanée transversale des
deux os de l'avant-bras à leur tiers inférieur et plusieurs erosions
cutanées.

Après le nettoyage de la main, le membre qui ne présentait pas
d'autre blessure, est placé en demi-supination dans une gouttière
bien matelassée.

Le lendemain, on revoit l'appareil : il ne comprime pas, douleur
modérée, extremité des doigts de coloration normale.

Au quatrième jour, on est frappé de la froideur et de la couleur
livide de la main. Il y a de la cyanose et de l'ischémie de toute l'extrémité au dessous de la fracture. Le pouls n'est pas perceptible dans
les artères radiale et cubitale, la sensibilité, très atténuée sur les
doigts, presque abolie au pouce et a l'index. Cette constatation est
d'autant plus inattendue que, peu après l accident et le lendemain
matin, environ 15 heures après, il n'existait certainement aucun
trouble de la sensibilité ni de la circulation, malheureusement on
n'avait pas recherché le pouls radial.

On crut à une thrombose des artères, au niveau de la fracture,
développée lentement à la suite de lésions de leurs tuniques.

Le lendemain (5ᵉ jour), les doigts et le dos de la main étaient
complètement anesthésiés et anémiés, les scarifications ne donnaient
pas de sang depuis le niveau de la fracture jusqu'au poignet ; il n'y
avait qu'une circulation très faible et de la stase veineuse. Avec les
enveloppements chauds, on essaye encore le massage de la main,
sans résultat. Comme, au sixième jour, il n'y avait aucune amélioration, la main parut sacrifiée et vouée à une gangrène inévitable.

Pour ne pas exposer le malade aux dangers de la septicémie, il

sembla que le moment était venu d'opérer, d'autant plus que, la
veille au soir, la température s'était élevée à 38°.

L'amputation de l'avant-bras fut donc pratiquée par le professeur
Czerny, circulairement, a l'union du tiers supérieur et du tiers
moyen de l'avant-bras On trouva une coloration anormale des muscles, surtout du groupe cubital . ils n etaient pas rouges, mais pâles
et comme bouillis. Après la ligature des artères et l'ablation de la
bande élastique, il ne s'écoula pas une goutte de sang a la surface du
moignon ; aucune pulsation des vaisseaux liés ; la peau seule saignait
un peu, le reste du moignon était sec. On fit aussitôt l'amputation
du bras, a quatre doigts au-dessus du coude

L'examen du membre amputé donna les résultats suivants, en
partie inattendus : fracture du radius et du cubitus , à ce niveau, les
parties molles étaient à peine lésées, l'épanchement sanguin peu
abondant, les troncs nerveux non contus, les artères radiale et cubitale et les veines correspondantes intactes Par contre, l'artère humérale était thrombosée au niveau de la surface d'amputation , en
l'ouvrant, on trouva s'etendant jusqu'a sa division, un caillot mou et
récent, qui se prolongeait un peu dans l'artère radiale et la cubitale ;
ce caillot adhérait en un point situé a 3 centimètres au-dessus de la
bifurcation de l humérale, et au niveau duquel on trouvait, sur la
paroi interne et posterieure de l'artère, une *rupture de la tunique
interne de 3 millimètres de longueur, transversale, correspondant à
peu près à la demi-circonférence du vaisseau* , l'endartère n'était pas
detachée plus loin, mais elle était sur tout le pourtour de la déchirure de couleur hémorrhagique ; la tunique moyenne et l'adventice,
non rompues, étaient aussi imbibées de sang. La veine humérale
(il n'y avait qu'une veine) était intacte. La moitié interne du muscle
brachial anterieur etait déchirée, tout le tissu cellulaire inter musculaire du pli du coude infiltré de sang, la capsule articulaire lacérée
en avant, mais il n'y avait pas de sang dans l'articulation, et les ligaments etaient indemnes.

Il est probable, comme le note l'auteur, que la distension du coude,
dont témoignaient les lésions capsulaires, avait été ici l'agent de la
rupture artérielle

Obs. XVII — Lidell, *Encyclop. Internat. de chirurgie.*

Rupture des tuniques internes de l'artère fémorale par contusion
Apparition rapide d'un anevrysme. — Rupture.

Un homme entre précipitamment dans une chambre mal éclairée et se heurte fortement l'aine gauche contre l'angle d'une table. Dix jours après, une petite tumeur de la grosseur d'un œuf de pigeon et prise d'abord pour un ganglion lymphatique engorgé, paraît au point contus. La tumeur acquiert en trois nuits un volume énorme ; elle offrait des battements si forts que les couvertures du lit étaient soulevées. La gangrène s'en empare et la tumeur s'ouvre, mais sans hémorrhagie. Le malade était en voie de guérison quand il succomba à une pneumonie

Dans ce cas, la tumeur anévrysmale qui s'était d'abord formée par expansion ou dilatation graduelle de la tunique externe de l'artère fémorale au point de la rupture des tuniques interne et moyenne, s'ouvre subitement sans cause appréciable , il en résulta un énorme gonflement, un anévrysme diffus par extravasation qui suppura et s'ouvrit.

Obs. XVIII. — Potherat, *Société anatomique,* mars 1888.

Contusion artérielle, rupture de la tunique interne de la poplitée ;
oblitération et gangrène.

Le nommé R... Charles, 29 ans, journalier, entre le 27 février 1888, salle Ste Vierge, lit 49, à la Charité (service de M. le professeur Trélat). Cet homme se présente avec une gangrène de tout le pied survenue, dit-il, à la suite d un traumatisme subi 17 jours auparavant, dans les conditions suivantes. Occupé à l'entrepôt de Bercy à ranger des pièces de vin il fut renversé et un fût entier lui roula le long de la face externe du membre inférieur droit, particulièrement au niveau de la cuisse, du genou et du mollet, mais il n'avait pas atteint le pied

Les conséquences de ce traumatisme parurent simples tout d'abord ; pas de broiement, pas de fracture, simplement un épanchement

considérable et rapide au niveau des parties atteintes et particulièrement au niveau du mollet. aussi son médecin se contenta-t-il du
séjour au lit avec application de compresses résolutives. Cependant
un phénomène important s'était produit, dès le premier moment :
aussitôt après l'accident, le malade constatait que son pied, qui con-
trastait avec le reste du membre inférieur par l'absence de gonflement à son niveau, était devenu *blanc, insensible, froid* « comme
glace ».

Par le fait, il ne recouvra jamais ni la coloration normale, ni la
chaleur, ni la sensibilité, mais au bout de quelques jours, il devint
le siège de douleurs extrêmement violentes, puis les symptômes de
la gangrène se montrèrent, et devinrent de plus en plus manifestes.

C'est pour cette gangrène que le malade venait 17 jours après
l'accident chercher secours dans notre service. Nous constations la
gangrène de tout le pied, une couleur ecchymotique de la face
externe du mollet et de la jambe, du genou et de la cuisse, sans
gonflement notable. Nulle part il n'existait de symptômes d'anévrysme diffus. On sentait battre la poplitée, mais l'exploration la
plus attentive ne permettait pas de percevoir les battements de la
pédieuse ou de la tibiale postérieure derrière la malléole interne.
Nous avons examiné soigneusement les urines, elles ne contenaient
ni sucre, ni albumine ; le malade ne présentait d'ailleurs pas d'antécédents héréditaires ou personnels , c'était un gros garçon d'Alsace
très fort, très vigoureux (il pesait 82 kilos avant son accident) , son
état général actuel était bon ; il portait la trace des souffrances et
des insomnies endurées , mais il avait appétit et peu de fievre.

Deux jours après son admission, malgre des bains antiseptiques
prolongés et des pansements rigoureusement antiseptiques, il fut
pris d'accidents septicémiques qui appelèrent une intervention immédiate. M. le professeur Trélat tenta d'abord l'amputation de
jambe à la partie supérieure, à cause du grand désir qu'il avait de
conserver à ce malheureux le plus possible de son membre et en
particulier le genou ; la coupe des muscles superficiels sembla d'abord
favorable, ils étaient rouges, mais il n'en fut pas de même des muscles profonds absolument cireux. Sans achever l'amputation de

jambe, M. Trélat fit séance tenante l'amputation de cuisse qu'il avait voulu pratiquer de prime abord Le résultat opératoire lut excellent, le malade peut être aujourd'hui considéré comme absolument guéri. J'ai disséqué la pièce enlevée, et c'est le résultat de cette dissection que je vous apporte. Cette lesion m'a montré que tout le pied était gangréné ainsi que les muscles de la jambe, sauf les jumeaux et une grande partie du soleaire Les trois artères de la jambe, tibiales antérieure et postérieure, péronière, et les artères plantaires sont partout intactes, mais elles sont revenues sur elles-mêmes Disséquant la poplitée. je la trouvai d'abord absolument intacte *extérieurement*, mais l'ayant ouverte, je trouvai dans son intérieur un caillot'long de 3 à 4 centimètres, fibrineux, remplissant le calibre du vaisseau qui se trouvait ainsi oblitéré juste au dessous de sa bifurcation en tibiale antérieure et tronc tibio-péronier. L'explication de la formation de ce caillot se trouvait dans l'état de la tunique interne rompue et rétractée vers l'intérieur du vaisseau.

La présence de ce caillot élucidait tous les phénomènes cliniques et toutes les lésions macroscopique observées. Il devenait désormais facile de comprendre la gangrène totale du pied, qui n'eût pas été explicable avec l'hypothèse même d'une rupture de la tibiale postérieure, la pedieuse devant assurer au moins quelque temps la nutrition du pied dans la moyenne étendue de ses parties. Il était également facile de s'expliquer l'intégrité du triceps crural nourri par des branches de l'artère poplitée naissant au-dessus de l'oblitération, et la dégénérescence cireuse des muscles de la couche profonde

Reste le fait d'une rupture de la tunique interne d'une grosse artère par une contusion, fait rare, surtout étant donnée l'intégrité absolue des parois artérielles. Le sujet, jeune, n'est ni alcoolique, ni syphilitique et il ne présente pas trace d'athérome.

Le fait est rare, disons-nous : pour notre part, nous n'avons pu en recueillir d'autre cas , cependant, il suffit qu'il soit possible pour le noter ; et cette pièce en est un exemple irréfutable.

Obs XIX — RAYMOND PICOU, *Société anatomique*, avril 1895.

Contusion de l artère poplitée gauche, rupture de sa tunique interne, thrombose, gangrène de la jambe — Amputation de la cuisse au tiers inférieur.

L'artère que j'ai l'honneur de vous présenter provient d'un malade du service de mon maître, M. le Dr Schwartz, à l'hôpital Cochin, Ce malade, âgé de 38 ans et charretier de son état, fut renversé le 25 février dernier par un chariot lourdement chargé dont la roue lui passa sur le creux poplité gauche A son entrée à l'hôpital, une heure environ après l'accident cet homme était en état de choc traumatique, la température axillaire ne dépassant guère le chiffre de 36°2 Le pied droit portait une plaie contuse de la face plantaire du gros orteil, avec fracture de la première phalange.

Une autre plaie sans importance occupait le bord externe du même pied. A gauche, des plaies contuses intéressaient la partie inférieure de la cuisse, le creux poplité et le tiers supérieur de la jambe Ces plaies donnant lieu a une hémorrhagie abondante, l'interne de garde dut opérer au côté externe du creux poplité un large débridement qui lui permit de vider une vaste collection sanguine et de faire un tamponnement compressif a la gaze iodoformée

Deux heures après l'accident, on sentit apparaître à la partie inférieure de la cuisse de la crépitation gazeuse, et M Walther, appelé aussitôt, vu l'état de choc dans lequel se trouvait le malade, renonça à pratiquer l'amputation qu'il aurait fallu d'ailleurs faire très haut à cause de l'état des tissus, et se contenta de pratiquer, de chaque côté du tiers inférieur de la cuisse, deux larges débridements, faisant passer par ces deux incisions un gros tube à drainage qui traversait un vaste foyer contus Le doigt introduit par ces incisions tombait au sein de tissus broyés, qui furent largement drainés avec de la gaze iodoformée, après lavage a l'eau phéniquée à 1 0/0.

Le lendemain, l'état général paraissait s'être amélioré, le malade n'etant plus en état de choc. Il éprouvait seulement dans les orteils gauches quelques sensations de fourmillement. La jambe et le pied paraissaient beaucoup plus pales que du côté opposé. La température locale du pied gauche était inférieure à celle du pied droit, de 2°1. On ne sentait pas les pulsations de la pédieuse, cependant, dans les taches blanches qu'on déterminait par pression sur les téguments, on voyait la circulation se rétablir, bien que très lentement La sensibilité était abolie dans toute la zone innervée par le sciatique, conservée au contraire dans les points innervés par le nerf saphène interne Aussi la face interne du gros orteil gauche était elle encore sensible tandis que la sensibilité était totalement abolie dans les autres orteils. Dans le deuxième orteil seulement paraissait exister encore un reste de sensibilité extrêmement obtuse, avec retard de plusieurs secondes dans la perception de la sensation et aberrations du sens tactile Notre maître, M. Schwartz, diffère l'amputation, jugeant avec raison qu'en attendant la réparation des lésions, on pourrait plus tard pratiquer cette amputation beaucoup plus bas Le membre entouré de parties aseptiques, est réchauffé au moyen de boules d'eau chaude.

26 *février* — Impotence absolue du membre. La face dorsale du pied et les quatre derniers orteils ont une teinte violacée, et la tache pâle formée par pression sur leurs téguments ne s'efface qu'avec la plus extrême lenteur Au contraire, dans la partie supérieure de la jambe, en faisant sur la peau la même exploration, voit la circulation se rétablir immédiatement. La température locale du pied gauche est encore inférieure à celle du pied droit, de 2°1 (34°2).

28 — Apparition de phlyctènes à la partie inférieure de la jambe. Même état du pied que l'avant-veille.

5 *mars* (8 jours après l'accident) — Apparition de plaques de sphacèle à l'extrémité des orteils. Début de gangrène humide dans les plis interdigitaux. Dans toute la moitié inférieure de la jambe, la peau est violacée, mais principalement sur la face externe Sur la face interne de la jambe, la tache pâle obtenue par pression sur la peau, s'efface encore mais beaucoup plus lentement qu'au lendemain de l'accident

Les jours suivants, ces parties se gangrènent, et, dans le mollet, les limites du sphacèle paraissent remonter jusqu'au tiers supérieur de la jambe L'état général du malade ne paraît pas trop atteint, bien que depuis l'accident la température ait presque tout le temps oscillé entre 38° et 39°. La courbe thermique des 18 premiers jours est remarquable par sa grande régularité, rappelant celle de la fièvre typhoïde. Durant cette période, elle présente en effet trois stades · dans le premier qui va du 24 février au 1er mars, la température s'élève progressivement de 38° (M.), 38°5 (S.) à 38°5 (M.), 36°5 (S). Dans un deuxième stade, du 1er au 8 mars, la température oscille entre 38°5 (M.) et 39°5 (S.). Enfin dans le troisième, elle baisse progressivement et par grandes oscillations · [de 39°5 à 38°4 (S.)] et [de 38° a 36°9 (M)] Le troisième stade s'étend jusqu'au 13 mars, et malgré l'amaigrissement du malade, cet abaissement de la température pouvait faire espérer que la gangrène allait peut-être se limiter, quand, le 14 mars, la température s'éleva soudain de 37°6 (M) a 40°2 (S). A ce moment, la gangrène occupe la presque totalité des deux tiers inférieurs de la jambe, gangrène humide qui paraît avoir plus endommagé les parties profondes du membre que les téguments. Rien a noter dans les débridements faits par M. Walther Le membre est entouré de compresses phéniquées, après avoir largement drainé et lavé les parties à l'eau phéniquée à 5 0/0. Le lendemain, sur les conseils de notre maître M. Schwartz, après désinfection des foyers et incisions profondes dans les tissus stupéfiés, nous procédons à un véritable embaumement du membre avec la poudre de Lucas-Championnière. Après cette operation et grâce à des pansements humides quotidiens, la température paraît, les jours suivants, revenir à son chiffre normal par grandes oscillations irrégulières. Le 20 mars, elle est de 37° matin et soir ; mais le 21, elle se relève de nouveau [36°7 (M.) et 38°9 (S.)], et comme le lendemain, elle oscille encore entre 37°9 (M.) et 39° (S.), M. Schwartz se décide à pratiquer l'amputation.

23 — Amputation de la cuisse au tiers inférieur par la méthode à deux lambeaux.

Depuis, l'état général du malade s'est amélioré et sa température est complètement revenue à la normale

Examen anatomo-pathologique du membre amputé. — Extérieurement, la limite de la gangrène paraît marquée sur les téguments par un sillon d'élimination, faisant le tour complet du membre et rappelant vaguement par sa disposition le tracé d'une ligne d'amputation elliptique, dont le point culminant serait au niveau de l'interstice des muscles jumeaux, a quatre travers de doigt au-dessus de l'interligne articulaire du genou et dont le point inférieur correspondrait, sur la crête du tibia, à l'union du tiers supérieur avec le tiers moyen de la jambe.

Profondément les limites de la gangrène dépassent ce niveau, arrivant en arrière jusqu'au creux poplité, et en avant, jusqu'à la tête du tibia, si bien qu'au-dessous de téguments sains existent entre les muscles des régions postérieure, externe et antéro-externe de la jambe, de vastes clapiers fusant jusqu'à leurs insertions supérieures et laissant suinter un liquide sanieux, fétide Les muscles de la jambe paraissent avoir subi le ramollissement purulent dans toute leur etendue, et, au-dessus de la masse noirâtre, superficiellement momifiée des deux muscles jumeaux désinsérés presque entièrement à leur partie supérieure, apparaissent les deux cordons durs, rougeâtres, libres et flottants, des artères jumelles. C'est à celles-ci sectionnées par le traumatisme, qu'il faut, selon toute vraisemblance, rapporter l'hémorrhagie du début de l'accident. Elles naissaient, comme notre maître M Schwartz l'a plusieurs fois observé, de l'artère poplitée par un tronc commun oblitéré dans toute son étendue. L'articulation du genou paraît saine Il n'y a point de fracture.

Le creux poplité, siège de plaies en voie de cicatrisation, est en partie comblé, surtout dans sa moitié inférieure, par des extravasats sanguins qu'englobent par places des masses cicatricielles en train de s'organiser, mais cependant déjà assez résistantes pour se laisser difficilement entamer par le scalpel Il faut, au sein de ces masses, sculpter, pour ainsi dire, les vaisseaux et les nerfs Ces derniers paraissent histologiquement intacts, et les troubles nerveux présentés par le malade doivent être rapportés à la compression exercee sur les organes par les extravasats sanguins et les masses cicatricielles en voie d'organisation On ne trouve rien non plus dans la veine poplitée

Quant a l'artere, on ne découvre rien d'anormal dans son aspect

extérieur. Mais en promenant le doigt à sa surface, on sent dans
son intérieur deux points indurés siégeant : l'un, immédiatement au-
dessous des articulaires inférieures, et l'autre, à la bifurcation de
l'artère. Ces points répondent a deux caillots qu'on voit en incisant
le vaisseau suivant toute sa longueur. Au premier de ces caillots,
situé à 25 millimètres au-dessous de l'interligne articulaire du
genou, répond une rupture totale de la tunique interne, dont les
deux bouts se sont écartés d'un intervalle de 7 à 8 millimètres. Ce
caillot adhère au bout supérieur de l'endartère rupturée : arrondi
vers le bas, effilé vers le haut où il se continue avec un mince fila-
ment fibrineux qu'on peut suivre jusque dans l'artère fémorale, il
paraît combler tout le calibre du vaisseau.

Dans le segment contus privé de tunique interne, on trouve la
paroi histologiquement formée par l'adventice et l'épaisse tunique
musculaire, non modifiée dans leur structure. En certains points, la
tunique moyenne déchirée laisse infiltrer au milieu de ses éléments
des globules rouges en voie de désintégration. Çà et la s'insinuent
au milieu des cellules musculaires quelques rares leucocytes chargés
de granulations d'hématine. En certains points de ce segment artériel, on retrouve encore cependant quelques minces débris de la
tunique interne. Mais celle-ci paraît se terminer au-dessus du segment contus, par un bord libre, déchiqueté et non recroquevillé.

En amont comme en aval de ce segment, haut de 7 à 8 millimètres,
on retrouve l'artère avec ses trois tuniques, nullement enflammées,
et simplement infiltrées de granulations sanguines et de globules
rouges dégénérés. Ceux-ci sont principalement confinés dans l'endartère, plus nombreux vers le centre du vaisseau que vers la tunique
musculaire Dans celle-ci nous retrouvons encore quelques rares
leucocytes, aplatis dans les interstices musculaires et chargés de
granulations hématiques ; et dans l'adventice, formant comme une
zone bordante à la couche musculaire nous voyons une infiltration
concentrée de ces mêmes granulations, libres au sein des espaces
connectifs Ces granulations disparaissent progressivement vers les
couches les plus superficielles de la tunique externe ; dans cette der-

nière région, on peut voir quelques vasa vasorum complètement
thrombosés.

L'ensemble de ces lésions microscopiques donne à la tunique interne,immédiatement au-dessus et au-dessous de sa rupture, une coloration lie de vin qui s'efface par teintes progressives et disparaît complètement, à une certaine distance du point rupturé, cette distance
est de 10 à 18 millimètres pour le segment supérieur de l'artère, et
de 35 millimètres environ pour son segment inférieur.

A cheval sur la bifurcation de l'artère poplitée existe un caillot
d'un petit diamètre, cylindroïde, blanchâtre, long de 3 centimètres.
De même que le caillot supérieur, celui-ci adhère par une de ses parties à la tunique interne Les deux caillots offrent d'ailleurs le même
aspect histologique auquel il est facile de reconnaître un commencement d'organisation Enfin les artères articulaires inférieures
situées au-dessus du premier caillot sont demeurées perméables,
tandis que le tronc commun des jumelles, placé plus haut, était
entièrement thrombosé

Obs. XX. — Lejars, *Revue de Chirurgie*, 1898.

*Attrition sous-cutanée de l'artère humérale droite par le passage
d'une roue de voiture. — Oblitération de l'artère. — Gangrène
sèche des doigts. — Intervention tardive. — Guérison.*

Il s'agit d'un homme de 38 ans, journalier très vigoureux
et de santé toujours excellente, qui, le 21 février dernier, fut renversé par un tombereau chargé de plâtras, dont les deux roues lui
passèrent sur le bras droit et sur les membres inférieurs. Il est, du
reste, assez malaisé de définir le mécanisme exact du traumatisme,
car le blessé perdit connaissance et n'a conservé que des souvenirs
assez vagues.

Toujours est-il que, transporté à l'hôpital Beaujon, je pus l'examiner deux heures après l'accident.

Il était alors dans un état de collapsus inquiétant . la face pâle, la
respiration faible et entrecoupée, le pouls très petit et irrégulier (à
la radiale gauche, comme nous allons le dire). On ne trouvait pour-

tant aucune trace d'une lésion viscérale quelconque, la connaissance avait reparu, les membres avaient conservé leur mobilité. Je note tout de suite que les injections sous-cutanées d'eau salée nous rendirent cette fois encore de grands services . près de deux litres furent injectés dans les heures qui suivirent.

A part le choc très intense, les lésions se bornaient à deux plaies contuses sur le devant des genoux, une légère entorse du cou depied gauche — et le traumatisme artériel du bras droit, que nous allons décrire. — Il n'y avait nulle part de luxation, ni de fracture.

Ce qui frappa tout d'abord, ce fut l'absence complète de pouls radial droit , l'artère cubitale ne battait pas non plus , la main était froide, blanche immobile, complètement insensible,les doigts demifléchis.

La sensibilité reparaissait à la partie moyenne de l'avant-bras, mais la peau restait froide. jusqu'au pli du coude On ne sentait pas les battements de l'artere humérale ; au coude, et, sur le bord interno du biceps, on sentait le long des vaisseaux une sorte de voussure allongée, ovoïde, de consistance mollasse et œdémateuse, qui se prolongeait jusqu'au tiers moyen du bras.

Au niveau de cette tuméfaction, le pouls huméral restait absent, et l'artère ne recommençait à battre qu'immédiatement au-dessus.

L'existence d'une lésion de l'humérale, au-dessus du pli du coude, paraissait donc évidente , j'ajoute qu'il n'y avait aucune apparence de collection sanguine, ni encore moins d'anévrysme diffus, et que la virole tuméfiée, qui entourait les vaisseaux, semblait uniquement due à l'hématome de la gaine.

La main, l'avant-bras et le bras furent enveloppés dans un épais manchon d'ouate, et l'on continua a donner tous ses soins à l'état de dépression générale, qui persistait a être alarmant.

Le lendemain matin la main avait repris une certaine chaleur, au moins dans sa portion métacarpienne , elle restait insensible, une ecchymose s'étendait à la face interne du bras et du coude , la tuméfaction peri artérielle n'avait pas augmente, elle était seulement devenue un peu plus consistante

Les battements manquaient dans toute la zone indiquée plus haut

Le choc se prolongeait : on continua les injections sous-cutanées de solution saline, à la dose de 2 litres dans la journée.

Durant les trois jours suivants, la situation ne se modifie guère , la dépression générale est toujours très marquée, la pâleur extrême, bien qu'il n'y ait aucun indice de lésion viscérale Chaque jour, on injecte sous la peau 2 litres de sérum de Hayem.

Ce ne fut qu'au cinquième jour que ce choc prolongé parut définitivement céder ; le pouls avait repris son ampleur, la respiration était facile, le malade commençait à s'alimenter.

La main et l'avant-bras droit conservaient à peu près le même aspect, l'absence de pouls au-dessous du pli du coude, la pâleur, le refroidissement, l'insensibilité persistaient. A l'enveloppement ouaté on adjoignit de grands bains chauds et un massage prudent de l'avant-bras.

27. — La main est un peu réchauffée, mais l'insensibilite reste toujours complète , les doigts ont repris quelques mouvements La région interne du bras est le siège de vives douleurs, qui empêchent le sommeil.

3 *mars*. — La main est presque chaude et l'on y note une certaine transpiration ; les doigts sont froids L'insensibilité ne se modifie nullement ; elle s'étend jusqu'au poignet, elle est absolue.

8. — Les doigts sont violacés et la peau est plissée et sèche sur tout leur pourtour. On note un peu de fièvre depuis quelques jours, due sans doute à la plaie du genou gauche, dont les bords sont sphacélés.

11. — De grosses phlyctènes ont paru sur le dos de la main, remplies d'un liquide jaunâtre ; toute la main est violacée, froide ; les doigts commencent a noircir à leurs extrémités unguéales.

Pendant le mois qui suivit, toute la main semblait définitivement perdue Vers le milieu d'avril, la question de l'amputation de l'avant-bras fut soulevée ; mais comme il n'y avait pas de fièvre, pas de phénomènes septiques, et que l'état général du malade était redevenu très bon, on continua de tenir la main et l'avant-bras soigneusement enveloppés de compresses antiseptiques, et l'on attendit.

28 *avril*. — Le sillon d'élimination commence à se creuser , la

zone gangrénée comprend l'index et le médius dans toute leur étendue, et une large plaque cutanée correspondant au tiers inférieur des deuxième et troisième métacarpiens, les deux phalanges du pouce, la troisième phalange de l'annulaire et la moitié de la seconde, les deux dernières phalanges du petit doigt et la moitié de la première : toutes ces parties gangrénées sont noires, sèches, racornies. Le reste de la main a repris un peu de sensibilité et de chaleur, la circulation paraît s'y faire, de nouveau, assez bien

On attendit encore que la séparation du mort et du vif fut complètement tranchée et que la vitalité de la main fut bien et dûment rétablie et ce ne fut que le 14 mai que j'excisai les doigts gangrénés.

Au niveau de l'index et du médius, je fis sauter à la cisaille le segment antérieur des métacarpiens correspondants, et je recouvris par les tissus palmaires rabattus en lambeau, la perte de substance laissée par la plaque sphacélée dorsale. Sur les autres doigts et le pouce je me bornai à décoller les tissus à la rugine et à sectionner l'os à la cisaille, pour leur conserver le plus de longueur possible.

Cette intervention ne fut suivie d'aucun incident, mais la cicatrisation des surfaces restées granuleuses et des points qu'on n'avait pu réunir s'est effectuée avec la plus grande lenteur. Aujourd'hui encore, la peau de la main garde un aspect rougeâtre, lisse et une mobilité très incomplète : avec le temps, elle reprendra sans doute ses caractères normaux, et le moignon du pouce, qui figure une pince, en s'opposant aux segments des doigts conservés, deviendra d'une utilité plus grande que ne l'eût été un appareil prothétique.

Le pouls radial a reparu quatre mois environ après le traumatisme ; il est encore faible. Au dessus du coude, à la face interne du bras, où l'accident a porté, on ne retrouve aucune trace de pulsation : l'humérale ne recommence a battre qu'au dessus. En cette même région, on reconnaît nettement, au palper, une sorte de cordon vertical, semé de plusieurs nodosités et qui nous paraît être l'artère oblitérée. L'épanchement sanguin, du reste assez restreint qui existait au début, s'est résorbé peu à peu et ne formait plus aucune masse appréciable, sous la peau, au bout d'un mois et demi.

Obs. XXI — Rivet, *Semaine médicale*, 1898.

*Contusion de la carotide primitive gauche. — Rupture des tuniques
interne et moyenne — Thrombose — Mort.*

Il s'agit d'un manœuvre qui fut renversé par un wagon sur la
voie ferrée, de telle façon que le cou et la partie supérieure droite du
thorax se trouvèrent pris entre une roue et le rail. Le blessé ne perdit pas connaissance et fut immédiatement transporté à l'Hôtel-Dieu
de Nantes, où il nous raconta lui-même l'accident dont il avait été
victime On constata une fracture siégeant vers le tiers moyen de la
clavicule droite avec un vaste épanchement sanguin à ce niveau ;
dans la région dorsale droite les quatre ou cinq premières côtes
étaient également fracturées , enfin il existait au-dessous de la clavicule gauche intacte une simple ecchymose remontant sur la région
latérale du cou Les os du crâne, de la face, du bassin et des membres n'offraient aucune trace de lésion.

En se remettant dans le décubitus dorsal, le blessé, qui jusque-là
avait répondu clairement à toutes les questions, perdit tout à coup
l'usage de la parole bien que le regard conservât son expression
d'intelligence. La bouche était legèrement déviée à gauche : le malade l'ouvrait au commandement, mais il était incapable de tirer la
langue, de sorte qu'on ne pouvait se rendre compte si la luette était
déviee ou non. La jambe et le bras droit étaient paralysés ; toutefois
la sensibilité tactile et thermique y était conservée. Il n'existait
pas de ptosis Au bout de quelques minutes le pouls radial, qui était
égal des deux côtés, devint filiforme et le patient parut tomber en
syncope. Un nouvel examen du crâne ne révéla aucune lésion qui
put faire admettre l'existence d'un épanchement sanguin sous la
dure-mère, mais en explorant attentivement le cou, on constata
l'absence complète des battements dans les artères carotide, faciale
et temporale gauche.

Avec M le Dr Vignard, suppléant des chaires de chirurgie, qui
était présent a l'examen du blessé, nous songeâmes à une thrombose
de la carotide primitive gauche, occasionnée par la contusion

Le lendemain, M. le professeur Poisson vit le malade qui offrait les mêmes symptômes que la veille, avec cette différence que la sensibilité avait disparu du côté paralysé Le pouls radial était relativement bon et le patient avait conservé la faculté d avaler les liquides ; cependant il urinait sous lui. M. Poisson confirma le diagnostic qui avait été porté en faisant observer que l'élongation de la carotide avait pu intervenir dans la pathogénie des accidents en même temps que la contusion directe. Le blessé conserva sa connaissance jusqu'à une heure du matin, moment où il succomba brusquement.

Autopsie. — Outre des fractures de la clavicule et des côtes, on trouva sur la carotide primitive gauche, à 2 centimètres environ au-dessus de la clavicule, une petite zone ecchymotique circulaire, plus résistante au toucher que le reste du vaisseau On extirpa l'artère au moyen de deux sections dont l'une comprenait une partie de l'aorte et dont l'autre passait au-dessus de la bifurcation de la carotide Après avoir fendu longitudinalement le segment artériel excisé, on aperçut au point qui correspondait à l'ecchymose visible sur le paroi externe du vaisseau, une sorte de valvule relevée dans le sens du courant sanguin et résultant d'une rupture des tuniques interne et moyenne, rupture de forme circulaire et qui s'était effectuée sur une hauteur de 1 cent. 5 De la surface rugueuse de la lésion partait un caillot sanguin très adhérent qui s'étendait jusqu'à la carotide externe. Le cerveau ne présentait aucune altération visible ; pas trace de thrombose, ni d'embolie.

Obs. XXII. — Morestin, *Société anatomique*, avril 1900.

Traumatisme du cou-de-pied. — Fractures du péroné, de la malléole interne, du calcanéum. — Rupture des artères plantaires. — Sphacèle étendu des téguments. — Amputation de jambe.

Le 28 mars, un charretier de 56 ans, Nicolas H.. , aidé d'un autre homme, faisait descendre péniblement de sa voiture un de ces gros tronçons d'arbres destinés à être débités en planchettes. Une fausse manœuvre lui fit lâcher prise et le lourd morceau de bois vint heurter la partie externe du cou-de-pied gauche.

Il fut transporté à l'hôpital St-Louis, Isolement n° 24, et le membre que le blessé ne pouvait remuer sans de vives souffrances et qui était le siège d'un gonflement, survenu rapidement après l'accident, fut déposé dans une gouttière bien garnie de ouate. Une petite plaie au-dessous de la malléole interne saignait assez abondamment.

On eut soin de la couvrir d'un pansement iodoformé. Quand je vis le malade le lendemain, le gonflement était considérable au niveau du dos du pied, du cou de-pied et de la partie inférieure de la jambe. La petite plaie saignait encore, mais modérément. Elle ne répondait point à la malléole ; située notablement au-dessous, elle semblait avoir été produite par éraillure, par distension extrême des téguments en ce point C'était une toute petite rupture cutanée. Le pied tout entier était porté en dehors et en arrière, le bord externe relevé.

Une dépression en coup de hache se montrait à la partie externe de la région du cou-de-pied, tandis qu'en dedans les téguments étaient soulevés et tendus sur une saillie répondant à la partie inférieure du tibia, comme sur un chevalet.

C'était, en somme, la classique attitude de la fracture de Dupuytren. La palpation montrait que la saillie interne répondait à l'extrémité inférieure du tibia, dont la malléole était détachée. Celle-ci en était écartée, séparée par un sillon perceptible à l'index doucement promené à ce niveau, et elle était mobile.

Pour ce qui est du péroné il était évidemment brisé à 7 ou 8 centimètres de la pointe On sait avec quelle réserve il faut manier les membres fracturés. Le diagnostic paraissant évident, on fit le moins d'exploration, pour épargner au malade d'inutiles souffrances. Cependant il suffit de saisir le pied dans le but de corriger l'attitude vicieuse pour constater sans peine la mobilité anormale et la crépitation au niveau des malléoles.

Rien n'appelait particulièrement l'attention sur le tarse, si ce n'est le gonflement des parties molles à ce niveau.

Le pied fut ramené dans la rectitude et fixé doucement sur une attelle de Bœkel.

Le blessé, un peu alcoolique, présenta de l'agitation et du subdélire pendant les deux premiers jours, mais ces phénomènes, qui nous avaient fait craindre une attaque de délirium tremens, disparurent complètement le troisième jour.

La région malade était surveillée de très près ; la petite plaie laissait couler assez abondamment de la sérosité sanguinolente, mais pansée avec soin elle ne s'infectait point. Cependant le gonflement persistait, les ecchymoses se montraient sur tout le pied et remontaient jusqu'à la partie supérieure de la jambe. La région du cou-de-pied surtout était successivement distendue, et l'on pouvait percevoir au-dessus des téguments soulevés de la fluctuation véritable.

En pressant du côté interne, on faisait sortir par la plaie de la sérosité sanguinolente.

Au cinquième jour, des eschares commencèrent à se montrer sur le dos du pied. Le sphacèle s'étendit rapidement, et en 3 jours il couvrait toute la face dorsale, des orteils aux malléoles, la mortification s'étendait le lendemain derrière les chevilles et descendait jusqu'au talon. Les orteils eux-mêmes étaient froids et livides et les téguments de la plante prenaient une teinte bleuâtre bien que leur vitalité ne fût pas compromise

Il n'y avait d'ailleurs point de fièvre, ni d'altération de l'état général C'était une sorte de mortification aseptique Les eschares avaient tendance à devenir sèches et dures, noirâtres. Ni crépitation gazeuse, ni suppuration. Cependant ce sphacèle tendait toujours à gagner, des phlyctènes remplies de sérosité roussâtre occupaient toute la partie inférieure de la jambe.

Nous avions réussi jusque-là à empêcher toute infection, mais celle-ci se serait produite tôt ou tard. L'état général, resté bon pendant quelques jours, recommençait à s'altérer, agitation nocturne, teint jaunâtre, etc. Je pensai qu'il était prudent de mettre cet homme à l'abri des accidents septiques en pratiquant l'amputation de la jambe. Il était d'ailleurs évident que nous ne pouvions lui conserver un pied utile, car à supposer que le sphacèle se fut borné là, comment réparer l'énorme perte de substance qui résulterait de l'élimination des eschares, outre que la chute de ces eschares ouvrirait largement les foyers de fractures eux-mêmes communiquant avec la tibio-tarsienne et les gaines voisines

J'ai donc fait l'amputation au tiers supérieur à lambeau externe le 9 avril, et l'examen de la pièce ne me fait pas regretter cette détermination L'état du malade est, du reste, aussi satisfaisant que possible, les drains ont été enlevés ce matin, le moignon est dans d'excellentes conditions et la réunion primitive de la plaie est assurée.

La dissection du membre amputé montre des lésions extrêmement complexes, beaucoup plus étendues encore qu'on n'aurait pu le soupçonner.

Il y avait tout d'abord un épanchement sanguin considérable ayant décollé les téguments du dos du pied et du cou-de-pied.

L'infiltration sanguine remontait même très haut sur la jambe et le lambeau avait été tracé dans cette zone infiltrée.

Le péroné est brisé comminutivement à sa partie inférieure. Ses 8 ou 9 derniers centimètres sont divisés au moins en une douzaine de fragments, mais ils sont restés unis entre eux, la plupart reliés encore par le périoste. Le déplacement qui donnait l'attitude de la fracture ordinaire de Dupuytren se fait à l'union des plus élevés et de la partie demeurée saine du péroné

La bande fibreuse qui maintient les tendons péroniers derrière la malléole, a été déjetée en arrière, et elle a entraîné avec elle un petit fragment, représentant la lèvre externe de la gouttière.

Les tendons devenus libres sont subluxés à la face externe de la malléole. La tuméfaction des parties molles superficielles, l'épanchement sous-cutané, le relâchement de ces tendons, et ce fait que du sang s'était encore introduit dans leur gaine, avaient empêché de les sentir par la palpation.

La malléole interne est détachée du tibia juste à sa base et même elle a entraîné avec elle un peu du cartilage qui revêt la face articulaire de l'extrémité inférieure de cet os.

L'astragale présente deux petites fractures partielles à la partie externe de sa tête. Les ligaments astragalo-scaphoïdiens internes sont déchirés.

Le ligament en Y a arraché sa double insertion antérieure au scaphoïde et au cuboïde.

Il en résulte une grande mobilité de l'articulation médio-tarsienne.

Notons encore une fracture du 5e metatarsien, fracture transversale au voisinage de son extrémité postérieure, avant d'en venir au calcanéum qui est gravement lésé La grande apophyse est détachée, la petite l'est aussi.

En outre, un trait antéro-postérieur sépare la partie externe du calcanéum, la lame compacte externe. Il passe immédiatement en dehors de la surface articulaire destinée à se mettre en rapport avec la face inférieure du corps de l'astragale. Cette facette articulaire et respectée, contrairement à ce qu'on note dans la plupart des fractures du calcanéum. Il y a donc eu un éclatement de cet os, une première division s'est faite à l'union de la grande apophyse et du corps, ce dernier s'est lui-même subdivisé en deux portions, dont l'interne est la plus volumineuse, et de cette dernière s'est séparée la petite apophyse.

Ce n'est pas tout le périoste qui revêt la tubérosité interne du calcanéum, doublé d'épais trousseaux fibreux qui se continuent d'une part, avec l'aponévrose plantaire moyenne, de l'autre, avec le tendon d'Achille et le plantaire grêle, ce périoste s'est largement décollé de l'os sous-jacent, et un petit épanchement sanguin s'est produit entre le périoste et l'os.

Mais les lésions vasculaires priment encore ces désordres multiples du squelette. La saphène interne a été rompue, non pas au point où elle passe sur la base de la malléole arrachée, pour gagner la face interne du tibia, mais plus bas à la hauteur du scaphoïde En outre, les deux artères plantaires sont également rompues dans le canal calcanéen.

Précisément chez ce sujet, la tibiale postérieure se bifurquait haut et les deux plantaires étaient déjà distinctes à la partie inférieure de la jambe.

Obs. XXIII. — G. Michel, *Gazette des Hôpitaux*, n° 6, 15 janvier 1901.

Rupture sous-cutanée directe de l'artère humérale. — Oblitération consécutive. — Guérison sans gangrène.

A... Henri, 32 ans, employé en vins, entre à l'hôpital civil de

Nancy, dans le service de M. le professseur Gross, le 16 février 1900.

Le 14 février étant monté sur un foudre, il fit un faux pas, glissa et tomba d'une hauteur d'environ 1 m. 50. En tombant, la face interne de son bras droit au niveau du tiers supérieur de ce bras porta violemment sur le bord d'un broc à vin qui se trouvait près du foudre Relevé aussitôt, il se plaignit d'une très vive douleur, au niveau de la région contuse, il fut obligé de cesser son travail.

Rentré chez lui, cette douleur persista ; il éprouvait une sensation d'engourdissement dans la main, des fourmillements au niveau des doigts.

Dans la nuit la douleur diminua, aussi voulut-il le lendemain de l'accident reprendre son travail Il fut obligé de cesser aussitôt, éprouvant une grande fatigue dans le bras , étant dans l'impossibilité de saisir un outil. Il remarque une coloration bleuâtre de la main, un refroidissement de la peau ; effrayé, il se décide à entrer à l'hôpital.

A l'examen du membre supérieur droit de cet homme, on remarque au niveau du tiers supérieur droit, sur la face interne du bras, une ecchymose assez marquée, mais peu étendue. Au niveau de cette ecchymose, l'épiderme est rouge sur une longueur de 5 centimètres environ Cette rougeur a la forme d'une ligne perpendiculaire à l'axe du membre. C'est le point d'application de la force vulnérante, ou plutôt la partie du bras qui a porté sur le rebord du broc.

Le bras n'est pas augmenté de volume, sa forme, sa direction sont normales L'avant-bras ne présente rien de particulier, sauf à la partie inférieure où l'on remarque une teinte livide des téguments. Cette lividité est surtout marquée à la main qui est un peu œdématiée

A la palpation, ce qui frappe tout d'abord, c'est l'absence complète du pouls radial droit L'artère cubitale ne bat pas non plus

La main est froide, bleuâtre, immobile ; quand on dit au malade de remuer les doigts, il le fait ; mais, dit-il, ils sont engourdis.

On ne perçoit pas de battements au pli du coude.

Au niveau de l'ecchymose et de la rougeur qui existent dans la région du tiers supérieur du bras, on sent, par la palpation le long du bord interne du biceps, un cordon dur, d'un volume d'une grosse plume d'oie, long de 5 centimètres environ Ce cordon est très douloureux à la pression.

La palpation profonde montre que l'os est intact Au niveau de ce cordon, on ne perçoit pas de battements, il en est de même en dessous ; mais au-dessus on en constate d'assez forts, très marqués.

La sensibilité est conservée à la partie inférieure du bras, à l'avant bras ; elle est émoussée à la main, surtout au niveau des doigts.

Comme troubles fonctionnels, on note une diminution de la force musculaire du bras droit, le malade ne peut serrer que très faiblement la main qu'on lui tend S'il fait un effort, apparaissent de vives douleurs, et le membre retombe bientôt impotent.

M. le professeur Meyer a l'obligeance d'examiner le malade au laboratoire de physiologie, son examen confirme l'examen clinique.

Un sphygmographe de Dudgeon, très sensible, appliqué sur la radiale et la cubitale, ne révèle dans ces deux artères, aucune pulsation.

Ce résultat négatif est confirmé par l observation de la température superficielle, du bras, de l'avant-bras et de la main.

La température superficielle, prise avec un thermomètre très sensible au niveau du deltoïde, considéré comme normalement irrigué, est de 34 degrés.

Au niveau de la face antérieure et de la partie moyenne du biceps, au-dessous de la lésion 31 degrés , au pli du coude : $32°3$; à l'avant-bras : $29°2$; sur la cubitale (partie inférieure) de l'avant-bras : $27°6$; sur la radiale (même région) . $25°4$; sur le dos de la main : $24°2$.

Il existe donc une diminution très considérable de la température dorsale, à mesure que l'on s'éloigne de la lésion, puisqu'il y a un écart de 10 degrés.

Au dynamomètre, on constate une diminution de la force musculaire du côté droit, côté de la lésion. Cette diminution est plus considérable après une ou deux tentatives de préhension.

Nous complétons l'examen clinique par l'étude des antécédents, et l'examen des différents appareils.

Ses parents sont bien portants ; à signaler ce fait · sa mère, ouvrière à la manufacture des tabacs, a été enceinte dix fois, six fois la grossesse s'est terminée dans les premiers mois par un avortement, quatre fois, elle accoucha avant terme, deux enfants sont morts au bout de quelques jours, deux seulement ont survécu, dont notre malade.

Pour expliquer ces avortements, on ne peut incriminer la syphilis, dont on ne retrouve aucune trace, ni chez le père ni chez la mère ; ils sont fréquemment observés à Nancy chez les employées de la manufacture des tabacs.

A... a fait son service dans l'infanterie de marine, a pris part à la campagne du Tonkin. A son retour il a eu des crises de paludisme pour lesquelles on l'a soigné pendant plusieurs mois.

Elles ont disparu depuis quelques années. La seule affection que nous trouvons dans son passé est une pneumonie qui remonte à trois ans.

Il nie tout accident syphilitique.

Il n'est pas alcoolique.

L'état général est très bon, tous les appareils semblent normaux.

D'après tous ces symptômes, le diagnostic qui fut porté fut celui de contusion de l'artère humérale, suivie de l'oblitération immédiate de l'artère, due aux lésions des tuniques interne et moyenne.

Ce refroidissement des téguments de la main, la suppression du pouls à la radiale et a la cubitale, la diminution de la sensibilité, la faiblesse musculaire, tels sont, avec la constatation d'un cordon dur occupant la région de l'artère, les principaux symptômes de cette oblitération.

Le pronostic fut très réservé, on prescrivit comme traitement des bains chauds fréquents et prolongés.

Dans l'intervalle des bains, on enveloppa le bras de ouate ; il fut immobilisé en position élevée sur un plan incliné A l'intérieur, on donna une solution iodurée.

Jusque dans les derniers jours de février, la situation resta la même. Le malade se plaignit de quelques douleurs au niveau du cordon dur senti au tiers supérieur du bras Le bras étant toujours aussi faible, la température locale etant toujours inférieure à la normale.

26 *février* — A la contre visite, le malade nous dit avoir senti à plusieurs reprises. par intermittences, son pouls radial : les battements. disait-il, étaient très faibles. nous le prenons et ne sentons aucune pulsation. Il en fut de même les jours suivants.

3 *mars* — Nous constatons des pulsations très faibles au niveau de la radiale. Peu à peu le membre se réchauffe, les téguments se colorent, les pulsations deviennent plus amples, plus fortes.

Malgré tous les conseils il quitte l'hôpital le 28 mars.

Il fut alors perdu de vue Nous le revoyons le 20 août.

Nous constatons que les téguments sont normaux, la température locale est normale, le pouls facilement perceptible, mais les pulsations sont toujours faibles.

A la palpation on sent encore le long du bord interne du biceps, l'artère humérale oblitérée, formant un cordon dur, comme les premiers jours de l'accident

Le malade a repris son travail, mais quand il est fatigué il ressent des douleurs au niveau de ce cordon, des fourmillements dans la main , il est très faible, nous dit-il, du bras droit

Obs. XXIV. — Mauclaire et Bourguignon, *Société anatomique*, 1902.

Écrasement de l'aile de l'os iliaque compliqué de rupture de l'artère iliaque externe.

Il s'agit d'un charretier, âgé de 36 ans, qui a été écrasé par une roue de la voiture qu'il conduisait La roue était passée obliquement sur la partie inferieure gauche de l'abdomen, écrasant l'os iliaque au niveau de la partie antérieure de la crête iliaque.

A son arrivée a Laennec, le malade. très affaibli. pâle, très anémie, a le pouls petit et rapide Il présente une ecchymose au niveau de la fosse iliaque gauche, et deux petits orifices situés symétriquement de chaque côté du pubis, par lesquels coule encore maintenant un mince filet de sang.

Au niveau de la fosse iliaque gauche, le malade présente une tuméfaction molle, sonore à la percussion, d'une sonorité hydroaérique, avec clapotage à la palpation.

Au dessus, nous trouvons une fracture comminutive de la crête iliaque ; il y a trois ou quatre fragments qui donnent la sensation caractéristique de sac de noix.

Deux heures environ après l'accident, M. Mauclaire décide de faire une laparotomie d'urgence, l'intestin pouvant être lésé Le cathétérisme nous montre que la vessie est intacte. Le malade est endormi au chloroforme et des injections de sérum lui sont faites pendant l'opération. A l'incision de la paroi abdominale, nous trouvons le tissu cellulaire prépéritonéal et le péritoine épaissis, infiltrés de sang, suivant une épaisseur de 3 à 4 centimètres au moins

Après ouverture du péritoine, nous trouvons dans l'abdomen un liquide brunâtre sanguinolent, 200 à 300 grammes Les anses d intestin grêle paraissent saines, et on note une coloration brunâtre sur celles qui étaient les plus voisines du foyer du traumatisme. Drainage et suture des parois de l'abdomen

Nous incisons ensuite la tuméfaction liquide de la fosse iliaque externe gauche, obliquement en bas et en dedans

Il s'agit d'un hématome contenant environ un litre de sang venant du foyer osseux

Après nettoyage de cette poche, nous enlevons deux gros fragments de la crête iliaque, comprenant les deux épines iliaques antérieures. Ces deux gros fragments ont approximativement 2 cent. 1/2 de haut et 5 centimètres de largeur, puis nous drainons et refermons en suturant les muscles de la paroi abdominale aux muscles fessiers désinsérés de la crête iliaque.

Une demi-heure après l'opération, malgré une injection sous-cutanée de 1.000 grammes de sérum artificiel et une injection de caféine, le malade se refroidit de plus en plus, et meurt.

Autopsie. — Faite deux jours après, nous trouvons environ 250 grammes de sang dans le petit bassin, une infiltration sanguine du péritoine, du tissu cellulaire sous-péritonéal au niveau de la fosse iliaque gauche, et le long du psoas iliaque, et un long caillot dans la gaîne péri-vasculaire de la fin de l'ihaque externe, et de la femorale jusqu'au sommet du triangle de Scarpa.

Enfin, nous notons dans l'épaisseur de la paroi abdominale, dans la gaîne du grand droit, a la face postérieure de ce muscle, un hématome large comme la paume de la main

La source de ces hémorrhagies semble bien être la rupture de l'iliaque externe que nous présentons maintenant. Cette rupture semble ne porter que sur la tunique moyenne et la tunique interne.

La tunique externe est conservée et semble n'avoir qu'un petit orifice par lequel le sang s'est épanché dans les tissus voisins et dans la gaîne péri-artérielle qui contient un caillot allongé depuis le point de l'écrasement jusqu'au sommet du triangle de Scarpa

L'artère présente deux tronçons réunis par la partie écrasée, amincie, aplatie, longue de 2 centimètres. Il existe un caillot au-dessus et au-dessous de la portion écrasée Le caillot remonte plus haut dans les tronçons de l'artère située en amont de l'ecrasement, que dans les tronçons situés en aval L'artère est saine et ne présente pas trace d'athérome

Obs XXV — Morestin, *Societe anatomique*, 1902

Fracture du femur. — Rupture incomplete de l'artere poplitée.
Amputation de cuisse — Mort

Le blessé, charretier, âgé de 60 ans, fut, le 31 janvier, renversé par une voiture, tandis qu'il conduisait la sienne en marchant a côté du cheval.

Dans sa chute, il se luxa l'épaule gauche ; pendant qu'il faisait effort pour se relever, la charrette lui passa sur la cuisse droite.

A l'hôpital St-Louis où il fut transporté le jour même, je constatai une fracture de cuisse, dont la gravité me préoccupa tout de suite Le fémur était brisé à sa partie moyenne et le fragment supérieur ayant traverse les muscles faisait saillie sous la peau, au milieu d'un énorme epanchement sanguin. La jambe et le pied étaient froids et insensibles, se refusaient a l'action de la volonte, les battements de la pédieuse n'étaient pas perçus, non plus que ceux de la tibiale postérieure, mais on ne pouvait pas non plus sentir de l'autre côté les battements de cette dernière

Le pied droit était plus pâle et sa température moins élevée que du côté gauche La sensibilité était abolie sur le pied et le chatouillement de la plante ne déterminait aucun réflexe. Tous ces signes permettaient d'affirmer une lésion du tronc artériel principal du membre. Le pronostic paraissait d'autant plus sérieux quand on considérait le blessé, vieux plus que ne comportaient ses 60 ans, alcoolique, ayant eu peu auparavant des phlegmons étendus de la jambe gauche, de la main et de l'avant-bras du même côté. Il se plaignait surtout de son épaule Il avait une luxation sous-coracoidienne typique, qui fut réduite immédiatement par la traction dans l'extrême élévation Quant au membre inférieur blessé, il fut placé sur une pyramide de coussins formant double plan incliné, soigneusement nettoyé et enveloppé de boules chaudes. J'eus tort d'essayer ici de la conservation, espérant garder au malade sinon le membre entier, du moins la plus grande longueur possible. L'amputation différée dut être pratiquée trois jours après sous la pression d'accidents infectieux qui débutèrent brusquement, évoluèrent avec une rapidité extrême, et ne subirent aucun temps d'arrêt ; malgré le sacrifice du membre auquel il fallut se résigner comme à une dernière ressource, le malade mourut.

L'amputation sous-trochantérienne, impuissante à ce moment, aurait peut-être conservé la vie à ce malheureux si elle avait été pratiquée d'emblée. Mais c'est un grave parti à prendre en l'absence de toute plaie Une telle détermination exposait elle-même au blâme et beaucoup reprocheraient sans doute au chirurgien cette action hâtive, alors surtout que de divers côtés nous viennent de belles observations en faveur de la temporisation et du traitement conservateur.

L'autopsie du membre a montré qu'il n'y avait aucun rapport entre la lésion osseuse et la lésion artérielle

La fracture du fémur était une cassure nette et transversale et les fragments étaient séparés des vaisseaux fémoraux par une épaisse couche de parties molles L'artere etait d'ailleurs intacte a ce niveau. Elle était oblitérée a la partie inferieure du creux poplite Sa rupture était incomplète, la tunique externe n'ayant pas cédé, s'était seulement laissée étirer de 2 à 3 millimètres. Les tuniques interne et moyenne avaient cédé au niveau d'une petite plaque d'athérome, la seule que la dissection ait révélée sur les vaisseaux du membre amputé. Un caillot s'était formé qui oblitérait complètement la poplitée et remontait à 4 ou 5 centimètres au-dessus de l'interruption. Celle-ci siégeait immédiatement au-dessus de l'interligne fémoro-tibial, en un point par conséquent où l'artère ne pouvait être comprimée. N'étant attribuable ni à une pression, ni à une déchirure par un fragment osseux, la rupture artérielle est forcément le résultat d'une élongation.

Obs. XXVI — Lejars, *Bulletins de la Société de chirurgie*, n° 19, 21 mai 1903

De l'attrition sous cutanée directe des grosses artères.

Il s'agit d'un homme de 33 ans, vigoureux, conducteur sur une ligne de tramways électriques où les traumatismes se multiplient singulièrement. Le 23 février dernier, à 8 heures du soir, arrivé à une station terminus et occupé à changer de côté la flèche, il fut pris entre les tampons de deux voitures qui se suivaient : le tampon antérieur porta en plein dans la région inguino-crurale gauche, le tampon postérieur en pleine fesse ; il se dégagea pourtant, fit trois pas et tomba

Le lendemain matin, il entrait dans mon service, à l'hôpital Tenon, et nous racontait ce qui suit :

Presque immédiatement après l'accident, la région contuse antérieure commença à se tuméfier ; une demi-heure après, se produit une douleur vive dans le mollet, qui devient rapidement le siège d'un gonflement dur ; en même temps le pied gauche devenait inerte et insensible.

Nous trouvons, au niveau du triangle de Scarpa, une volumineuse bosse sanguine, couverte d'une peau ecchymosée et marbrée de noir, et limitée en haut à l'arcade crurale , disons tout de suite que le jours suivants l'épanchement sanguin s'étendit notablement au-des-

sus du pli inguinal, pendant que l'ecchymose fusait en haut jusqu'à
la 10e côte, en bas jusqu'au tiers inférieur de la cuisse, sur les faces
antérieure et interne, et envahissait la verge et le scrotum.

- Toute la zone contuse était fort douloureuse à la pression, mais
l'on ne retrouvait de point douloureux localisé qu'un peu au dessus
et en dehors du pubis De fait, l'aspect du membre et les circonstances du traumatisme avaient fait penser tout d'abord à une fracture du bassin ; mais l'exploration de la ceinture pelvienne restait
négative sur tout son pourtour, la pression transversale, les manœuvres de rapprochement ou d'ecartement des crêtes iliaques, la pression sur la branche ischio-pubienne ne réveillaient aucune sensibilité.

On ne décelait, d'ailleurs, en arrière. qu'une douleur diffuse au
niveau de la fesse, et qui se prolongeait un peu le long du sciatique.

C'est au mollet que le blessé souffrait le plus, le mollet était
tendu, uniformément dur dans toute sa hauteur, et comme injecté
de cire, il était, semblait-il, à plein dans sa peau, bien étirée et lisse,
le moindre mouvement y provoquait des élancements pénibles. Aussi
le membre restait-il couché sur le lit, en abduction et rotation ex-
ternes, le genou demi-fléchi, le pied en demi-extension.

Du reste, il y avait une inertie à peu près complete de la jambe
et du pied, quelques mouvements des orteils, une légère flexion du
pied étaient seuls possibles ; le blessé ne pouvait lever son talon,
mais les muscles de la cuisse n'étaient pas atteints par cette parésie,
et, si l'on étendait et soulevait la jambe, il pouvait la maintenir un
instant dans cette attitude.

Enfin on constatait une anesthésie au contact et à la douleur,
occupant le pied et la moitié inférieure de la jambe, anesthésie et
analgésie, d'ailleurs un peu irrégulières dans leur distribution et de
degré variable suivant les zones Le pied gauche était moins chaud
que le droit, sans que ce refroidissement, nettement appréciable, fût
très accusé.

On ne sentait les battements ni de la fémorale à la partie inférieure
de la cuisse, ni de la poplitée, ni de la tibiale postérieure

C'était là un ensemble de signes suffisants pour porter le diagnostic d'attrition sous-cutanée de l'artère fémorale, dans le triangle de Scarpa, et l'aspect clinique reproduisait exactement ce que j'avais eu l'occasion de voir dans quelques faits antérieurs

Il ne me sembla pas, (j'eus tort, sans doute). qu'il y eût intérêt à recourir a aucune tentative immediate , le traumatisme datait de la veille , peut-être la circulation collatérale pouvait-elle se rétablir assez vite et mon blessé éviterait-il un sphacèle étendu Je me contentai de faire un enveloppement ouaté, de laisser le membre constamment entouré d'eau chaude, etc ..

Cela se passait le 24. Le 25 et le 26, l'etat local ne se modifia que très peu , pourtant le pied ne reprenait pas sa chaleur normale ; quant à l'anesthésie, elle continuait a se montrer variable et remontait plus ou moins haut La peau et les conjonctives avaient pris une teine subicterique , les urines étaient d'un brun fonce.

Le 27 et le 28, le pied se refroidit décidément, la peau perd son élasticité et se macule de violet au niveau du cou-de-pied et des malléoles L'état général est toujours bon, il n'y a pas de fièvre.

Mais il devient dès lors evident que nous allons voir évoluer le sphacèle qui termine si souvent les traumatismes graves des artères, et que la perte d'un segment plus ou moins étendu et peut-être considérable du membre n'est plus douteux.

Devant une pareille eventualité, je voulus mettre en pratique un projet que j'avais formé il y a plusieurs années, en étudiant un autre cas d'attrition sous-cutanée, de l'artère humérale cette fois, et que j'avais exposé dans un mémoire de la *Revue de chirurgie*, je voulus mettre à découvert l'artère blessée et faire tout ce que je pourrais pour la « déboucher » et rétablir sa perméabilité.

L'opération eût lieu le 1er mars , je fis une longue incision verticale à la région crurale et j'évacuai tout de suite une abondante collection de sang liquide et de caillots ; je pénétrai alors dans une vaste cavité, occupant tout le triangle de Scarpa et se prolongeant en bas et en dehors jusqu'au quart inférieur de la cuisse, cavité dont les parois irrégulières étaient constituées par les muscles écrasés et décollés et par le tissu graisseux infiltré de sang. A son centre et dans son axe, je découvris le paquet vasculaire, disséqué sur une longueur de 10 centimètres, noir et entouré d'une épaisse croûte sanguine. La veine s'affaisse sous le doigt et paraît perméable. Quant à l'artère, elle est dure, noire, épaissie, sur une longueur de 5 centimètres : et ce segment contus commence à 1 centimètre environ au-dessous de l'arcade et finit à 2 centimètres au-dessous de l'origine de la fémorale profonde. Cette dernière présente le même aspect sur une longueur d'environ 2 centimètres.

La fémorale bat nettement et fortement, sous l'arcade, à la limite supérieure de cette zone noire et indurée ; au-dessous on ne trouve plus de battements, l'artère reprend sa coloration normale, mais elle est notablement moins grosse.

Une ligature d'attente, sous-tendue par un demi-drain, est placée sur le bout supérieur de la fémorale , j'incise alors l'artère au bistouri, longitudinalement, sur une longueur de 1 cent. 1/2 ; je traverse une tunique adventice au moins triplée d'épaisseur, noire et totalement imprégnée de sang, puis une tunique moyenne friable, comme effritée et écaillée sur sa face interne, aussi infiltrée de sang, et je pénètre dans la lumière de l'artère, occupée par des caillots noirs, mous, irréguliers : j'en extrais quelques-uns avec une pince, et, à ce moment, un jet de sang rouge, peu saccadé, surgit du bout inférieur |Une seconde ligature temporaire sur demi-drain est placée, le plus bas possible, sur le bout inférieur, et j'achève d'extraire les caillots, en comprimant légèrement le vaisseau de bas en haut ; je puis alors passer un stylet librement dans le bout inférieur de la fémorale et aussi dans la fémorale profonde.

La perméabilité était donc rétablie de ce côté ; mais en haut, il n'est pas de même, et, la ligature d'attente enlevée prudemment, le sang n'apparaît pas. Je replace la ligature d'attente, et je prolonge l'incision artérielle jusqu'à lui donner une longueur totale d'environ 3 centimètres, en depassant la limite supérieure du segment contus ; par la pression de haut en bas. je fais sortir deux caillots moulés, gros ensemble comme l'index Cette fois l'artère était libre aussi au niveau de son bout supérieur.

Je réunis alors la plaie artérielle par un surjet de soie n° 00, à

points très rapprochés, non perforants, et chargeant l'adventice et
la partie externe de la tunique moyenne, puis un second surjet à la
soie n° 0, passé dans la tunique adventice seule, complète la réunion.
J'ajoute que la ligature d'attente ayant été retirée après la confection
du premier surjet, un peu de sang rouge suintait entre deux points
insuffisamment serrés, ce qui démontrait, tout au moins, que le
passage était rétabli d'un bout à l'autre. Ce suintement s'arrête
complètement par l'application du second surjet, l'aiguille ayant été
enfoncée un peu plus profondément à ce niveau

Ceci fait, je détergeai la poche sanguine, et, après avoir pratiqué
une incision de décharge à la face antéro-externe de la cuisse, à la
limite inférieure du foyer de décollement, j'y laissai une lamelle de
gaze stérilisée. La plaie principale fut réunie.

Bien entendu, je ne pouvais pas compter sur une restitution inté-
grale du calibre de l'artère, les tuniques en étaient si épaissies que,
très certainement, rapprochées par la suture, elles ne laissaient
qu'une lumière centrale restreinte ; une fois terminée la réunion
artérielle, je ne constatai pas de battements proprement dits dans le
bout inférieur, mais l'artère s'affaissait bien sous le doigt, et l'on y
sentait un frémissement que l'on ne percevait pas avant, si les
détails de l'opération ne laissaient pas de doutes sur le rétablissement de la perméabilité, le faible calibre du segment désobstrué, et
les parois épaissies et infiltrées de ce segment, qui avaient perdu toute
élasticité et figuraient une sorte de tube inerte, expliquaient suffisamment l'absence de battements vrais dans le bout inférieur.

Toujours est-il que, sans rien préjuger de l'avenir, le résultat immédiat nous autorisa pourtant à concevoir de réels espoirs.

Dans la journée même, la sensibilité était revenue au pied.

Le lendemain, le malade se plaint de sa jambe, les urines sont
rares, très colorées, un peu d'albumine, la teinte ictérique est plus
accusée

Le surlendemain, la sensibilité persiste toujours, le blessé déclare
qu'il peut remuer un peu son pied, mais non les orteils, il a nettement la sensation que son pied est vivant, le sens musculaire.

4 mars. — Douleur moindre au mollet, sensation de brûlure au pied.

Toujours les mêmes esquisses de mouvement La peau du pied et de la jambe est pâle, mais non marbrée Pourtant la sensibilité diminue un peu, de nouveau, dans la même zone.

5. — On refait le pansement ; l'œdème de l'aine et de la cuisse a disparu, les deux plaies sont en excellent état, on retire la lamelle. Le mollet est toujours tuméfié, le pied est redevenu insensible, inerte, la peau froide, légèrement violacée par places.

Cette fois, tout espoir de conserver le pied semble bien perdu, et nous assistons dès lors a la progression du sphacèle, qui se confirme de plus en plus et s'etend au tissu inférieur de la jambe

16 — Les plaies crurales sont entièrement cicatrisées ; le pied et la partie inférieure de la jambe sont violacées, froids, insensibles ; les orteils durs et raccornis, quelques phlyctènes se montrent çà et là.

26 — Gangrène sèche de la plante et des orteils ; gangrène humide du bas du pied et du cou-de-pied Le sillon de démarcation se dessine peu à peu, remontant plus haut sur la face antéro-externe de la jambe.

J'attendis le plus longtemps possible, pour chercher à garder ce que je pourrais de la jambe, mais l'œdème, les phlyctènes et les signes de gangrène humide s'étendirent au mollet ; l état général devint mauvais, et, le 4 avril, j'amputai.

Les muscles de la jambe étaient jaunâtres, décollés et sphacélés ; après avoir fait tomber le segment inférieur, je parvins à confectionner, à la hauteur de la tubérosité anterieure du tibia, un moignon cruenté, composé d'un lambeau postérieur a la base duquel apparaissaient les gros vaisseaux obturés par un caillot adhérent et d'un lambeau externe irrégulier.

La réunion s'est faite sans incident, et le blessé est aujourd'hui pourvu d'un moignon de jambe assez court, mais qui lui permettra la marche sur le genou

Obs. XXVII — MORESTIN, *XVIIIe Congrès de chirurgie*, Paris 1905.

Broiement des parties molles de la cuisse.

Rupture de la poplitée

Le 29 juillet 1905, un homme de peine, âgé de 35 ans, travaillant à la gare du P.-L.-M., eut la cuisse prise entre un wagon et une lourde voiture.

On eut beaucoup de peine à dégager la cuisse du malheureux pincé entre les deux véhicules. Il fut apporté à Saint-Antoine, salle Dupuytren, dans le service de M. Blum que je remplaçais.

Il était dans un état très alarmant, épuisé par l'hémorragie, d'une pâleur extrême et sans pouls. De vastes plaies contuses s'ouvraient en dedans et en dehors de la cuisse, elles furent tamponnées précipitamment pour parer à l'hémorragie profuse, puis on s'occupa de remonter le blessé, de le réchauffer et de l'imbiber de serum.

Le lendemain, 30 juillet, je le trouvai très pâle, mais avec un facies assez rassurant, et le pouls rassurant, lui aussi, plein et régulier Par contre, l'aspect du membre blessé ne me donna aucune satisfaction. La jambe et le pied gauche, froids, blancs, avec des plaques livides, des marbrures violacées, étaient en état de cadavérisation.

Cependant, il n'y avait pas de fracture ; le blessé pouvait soulever le membre en totalité et même plier légèrement le genou. Il ne souffrait pas et sa quiétude était complète. Je le fis conduire à la salle d'opération pour examiner plus complètement ses blessures et faire immédiatement le nécessaire. Les dégâts étaient considérables, bien que portant seulement sur les parties molles. A la face externe de la cuisse il existait une déchirure de 22 centimètres, laissant voir le vaste externe dilacéré et la bande du fascia lata crevée et dissociée.

Plus bas, à la face externe du genou, une plaie de 6 centimètres, superficielle, mais irrégulière et très contuse A la face interne et sur la partie antérieure de la cuisse, les téguments largement décollés, présentaient une coloration violet sombre ou d'un rouge violacé. La palpation montrait que les parties molles sous jacentes étaient broyées ; à travers les débris des muscles, la main repoussait la peau amincie jusqu'au contact du fémur. Ce foyer d'attrition communiquait par le creux poplité avec la plaie externe, par où la pression exercée en dedans faisait refluer du sang mêlé de gaz

Ainsi il y avait une énorme attrition, une dilacération, un broiement général des parties molles du tiers moyen et surtout du tiers inférieur de la cuisse, et, circonstance plus grave, le tronc artériel principal n'avait pas échappé au désastre ; la cadavérisation de la jambe et du pied témoignait de l'oblitération de la fémorale ou de la poplitée. Le refroidissement remontait jusqu'à la partie supérieure de la jambe, presque à l'épine tibiale antérieure

Tout ce qu'on pouvait espérer ici c'était d'éviter l'amputation de la cuisse, qui, pratiquée primitivement, aurait dû porter sur la racine du membre et faire plus tard seulement l'amputation de la jambe : un rétablissement circulatoire suffisant pour faire vivre le pied et la jambe me paraissait tout à fait invraisemblable dans l'état des parties molles. Mais des précautions immédiates s'imposaient contre l'infection. Le malade fut endormi. Je nettoyai minutieusement la vaste plaie externe, la simplifiai par la section des ponts aponévrotiques, l'ablation des débris musculaires flottants J'incisai en dedans, vidai l'épanchement qui stagnait en ce point, nettoyai de même ce large foyer. Il me conduisit dans le creux poplité. Je constatai que les battements du tronc fémoro-poplité cessaient juste au niveau de l'anneau de Hunter, tins entre les doigts, et vis directement le point ou siégeait l'oblitération. Il y avait seulement rupture des tuniques profondes, l'externe avait résisté. Je ne jugeai pas utile d'y mettre une ligature, ni pratique d'essayer de rétablir la circulation par une résection artérielle suivie de suture. Les conditions étaient trop mauvaises, et mon unique ambition était pour le moment de parer à l'infection menaçante. Chemin faisant j'avais constaté la rupture complète du vaste externe, du long chef du biceps, du 3° adducteur.

Je laissai tout ouvert et plaçai en outre sept gros drains, avec quelques mèches de gaze pour parer au suintement sanguin.

En vérité, songeant aux risques qu'allait courir le blessé pour arriver à l'époque où l'on pourrait lui faire l'amputation de la jambe, je me suis demandé un instant, avec les assistants, si réellement une amputation de cuisse immédiate n'eût pas été préférable.

Cependant les suites furent bonnes, en ce sens, que la température ne s'éleva pas au dessus de 38° à 38°5, que les plaies crurales se détergèrent, se couvrirent de bourgeons de bonne nature et se cicatrisèrent en six semaines.

Mais la chaleur et la vie ne revinrent pas du côté du pied, ni même de la moitié inférieure de la jambe, qui se momifièrent. Il fallut dans le courant de septembre faire l'amputation de la jambe dans le tiers supérieur. C'était là tout ce que nous attendions de la conservation.

Obs. XXVIII — Morestin, *XVIIIe Congrès de chirurgie.* Paris, 1905.

Fracture du fémur par coup de feu. — Section de
l'artere poplitée.

Dans la nuit du 19 au 20 juillet 1903, un homme de 40 ans est apporté à St-Louis, Isolement, n° 16, pour une plaie de la cuisse gauche par coup de feu. La blessure résultait d'un coup de revolver tiré par un sergent de ville. Le projectile a traversé la partie inférieure de la cuisse. On note en effet deux orifices, l'un anterieur à deux travers de doigt au-dessus de la rotule, l'autre à la partie supérieure du creux poplité, un peu en dedans de l'axe de la cuisse. L'orifice antérieur est plus grand et plus arrondi et un peu plus haut situé que le posterieur. C'est probablement l'orifice de sortie. La balle a traversé le fémur et déterminé une fracture esquilleuse de cet os. Il existe un notable raccourcissement ; l'impotence est complète. Le genou est distendu par un épanchement, du sang s'est répandu rapidement et en abondance dans les espaces celluleux de la cuisse.

La palpation la plus douce permet aisément de reconnaître de la mobilité anormale et une grosse crépitation. L'hémorragie a été très modérée par les trous d'entrée et de sortie du projectile.

Le trajet suivi par celui-ci inspirait déjà des craintes au sujet de l'artère poplitée. Or nous constatons un refroidissement du pied gauche. En outre, il est impossible de percevoir de ce côté ni les battements de la pédieuse, ni ceux de la tibiale postérieure. Du côté droit, il est vrai, on ne sent pas non plus la pédieuse, mais les pulsations de la tibiale postérieure sont très manifestes. Il nous parut dès lors certain que l'artère poplitée avait été lésée par le projectile, ce qui aggravait considérablement la situation déjà grave créée par une fracture comminutive et compliquée du fémur Une amputation eût été justifiée. C'était un moyen simple et sûr de mettre immédiatement le blessé à l'abri de tout danger et de le guérir promptement, en lui épargnant de longues souffrances Je ne m arrêtai pas cependant à cette solution et résolus d'attendre quelques jours avant d'en venir à ce parti, pour tâter la vitalité du membre et apprécier les chances d'évolution aseptique de la fracture.

La jambe fut placée sur des coussins ; la cuisse, entourée d'un pansement aseptique, posée sur un autre coussin . des sacs de sable, allongés en dedans et en dehors de la jambe, la réchauffaient en même temps qu'ils la maintenaient. Ce système de coussins formait un double plan incliné

La température se rétablit à peu près complètement dans les vingt-quatre heures du côté blessé, sans que le pouls reparût dans les artères du pied.

Le 26, je constatai que les plaies de la cuisse étaient fermées, sans suppuration. Il n'y avait aucun indice d'infection du foyer de fracture ; et il était dès lors à peu près certain qu'elle se comporterait comme une fracture fermée Mais le malade souffrait beaucoup de l'immobilisation imparfaite, a laquelle je m'étais résigné a le soumettre pour gêner le moins possible le retour de la circulation.

Celle-ci paraissant rétablie, j'appliquai un Hennequin, avec grand soin en mettant une large cravate, beaucoup d'ouate et un poids léger, qu'on augmenta graduellement jusqu'à 4 kilogrammes

8 *août*. — Je constatai un commencement de sphacèle du gros orteil, et une plaque mortifiée sur la face dorsale du pied L'appareil fut alors retiré et le membre remis sur des coussins comme primitivement.

Le gros orteil se mortifia en totalité. s'élimina ainsi qu'une certaine étendue des téguments dorsaux ; puis le processus de nécrobiose s'arrêta Plus tard, la résection de la tête du premier métatarsien facilita la réunion de la plaie laissée par la chute du gros orteil.

La fracture du fémur se consolida dans un plâtre appliqué quand toute crainte d'extension du sphacèle fut écartée Elle se consolida avec un cal volumineux, de la raideur du genou et 8 centimètres de raccourcissement. Le malade, entre au mois de juillet 1903, resta a St-Louis jusqu'au mois de janvier 1904. Enfin, il guérit et sortit de cette terrible aventure avec un membre utile.

Obs XXIX — Picquet et Claeys, *Société anatomique,*
décembre 1905.

Contusion de la cuisse droite. — Rupture de l'artère poplitée — Anévrysme diffus. — Gangrène de la jambe et du pied. — Amputation. — Guérison — Dissection du membre amputé.

J. L , homme de 57 ans, tôlier.

Le 6 octobre 1905, cet homme en travaillant, heurta violemment sa cuisse droite contre la corne d une de ces enclumes à deux pointes nommées bigornes. Le coup porta un peu au-dessus du condyle interne du fémur dans la région où l'artère fémorale contourne l'os pour devenir poplitée

La douleur fut vive sur le moment, mais notre homme put continuer son travail et c'est le soir seulement qu'il constata une petite ecchymose dans la région contuse

Le lendemain, il retourna encore à l'atelier, l'ecchymose ne s'était pas étendue, mais la peau était soulevée par une petite tuméfaction grosse comme une noix, qui présentait des battements. Le troisième jour après l'accident l'homme continuait a travailler, quand un élancement douloureux lui traversa brusquement la cuisse En même temps la petite tuméfaction s'accrut d'un seul coup, au point de former au-dessus du jarret une saillie plus grosse que les deux poings. Les battements y persistèrent plus énergiques même qu'auparavant Elle était plus gênante par son volume que vraiment douloureuse, elle força néanmoins le malade à s'aliter.

Quinze jours s'écoulèrent ; — les battement disparurent peu à peu , — un gonflement dur envahit la cuisse jusqu'a son tiers supérieur ; — le pied, puis la jambe se tuméfièrent et devinrent le siege de douleurs violentes, survenant par crises ; — le blessé se décida enfin à entrer à l'hôpital plus de trois semaines après l'accident.

Nous trouvons au niveau du creux poplité et à la face interne de la cuisse une tumeur volumineuse, couverte d'une peau lisse tendue à se rompre, marbrée de taches violettes ; la jambe et le pied apparaissent uniformément tuméfiés, d'une couleur de cire

La palpation, très douloureuse, montre que la tumeur est très dure, nullement fluctuante

On n'y trouve plus de battements, aucun mouvement d'expansion. A l'auscultation on entend en un point très limité un souffle intermittent qui correspond à la systole ventriculaire

Le moindre mouvement provoque des douleurs intolérables, auss le malade tient-il son membre immobile, couche sur le lit, en abduction et rotation en dehors, la cuisse demi-fléchie sur le bassin, la jambe demi-fléchie sur la cuisse. Au demeurant il est dans l'impossibilité d'exécuter des mouvements étendus, car son pied et sa jambe sont paralysés il ebauche à peine l'extension du gros orteil et la flexion du pied

L'anesthésie est complète dans toute la partie inférieure du membre. Les sensations tactiles, douloureuses, thermiques ont totalement disparu La sensibilité est obtuse dans la région du mollet ; il est d'ailleurs difficile de préciser le point où elle redevient normale, car la limite supérieure de la zone d'anesthésie forme une ligne très irrégulière Par moment des douleurs en éclair très violentes traversent le membre.

Les deux pieds ont à peu près la même température ; peut-être même le pied du côté malade est-il plus chaud que celui du côté sain.

On ne sent ni les battements de la poplitée, ni ceux de la pédieuse, ni ceux de la tibiale postérieure. L'arrêt de la circulation semble complet dans le pied et la jambe : la tache blanche produite sur les téguments par la pression du doigt ne disparaît qu'avec une grande lenteur.

Le malade a le masque de l'infection il est pâle, les yeux sont creux, les conjonctives jaunâtres, la langue sèche. Le pouls rapide donne 110 pulsations à la minute, la température atteint 39°.

On porte le diagnostic de rupture complète de l'artère poplitée, avec vaste hématome et gangrène imminente de la jambe et du pied.

Peut-être cette rupture a-t elle été favorisée par l'état athéromateux de l'artère. En effet, le malade présente des temporales flexueuses ; les radiales tortueuses serpentent dans la gouttière du pouls ; l'auscultation permet de constater au foyer aortique l'accentuation du second bruit ; le malade a fréquemment des fourmillements, des crampes dans les membres, la sensation du doigt mort Pas de syphilis, pas d alcoolisme, aucune maladie grave dans les antécédents.

M. Guinard l'opère le 3 novembre Une longue incision est menée suivant la ligne d'opération de la fémorale On trouve une poche pleine de caillots infiltrés au loin entre les muscles auxquels ils adhèrent fortement On a beaucoup de peine à nettoyer la plaie et l'on y reconnaît difficilement les organes sous l'enduit noirâtre qui les recouvre. Au centre de la poche on trouve du sang liquide, baignant l'artère poplitee rompue Les deux bouts sont écartés sur une longueur de 2 centimètres, réunis seulement en dehors et en avant du côté du fémur, par un lambeau dechiqueté de la paroi artérielle. Chaque bout présente un orifice. Il est large et béant du côté cardiaque et il laisse le sang s écouler a flots dès qu'on cesse la compression de la fémorale au pli de l'aîne Il est étroit au contraire du côté périphérique où il admet à peine le bec de la sonde cannelée, montrant ainsi que la lumière du vaisseau est notablement diminuée On pratique une ligature au-dessus et au-dessous de la rupture. Drainage.

Les jours suivants, le pied, la partie inférieure de la jambe se sont refroidis L'état général reste mauvais. La température s'élève à 38°5, 39°, 39°5, 40° Le membre est enveloppé de compresses aseptiques et de ouate après un lavage soigneux Malgré tout, le pied ne se réchauffe pas, l'anesthésie persiste : les taches s'étendent et des phlyctènes apparaissent.

10 *novembre* — Les téguments de la région postérieure de la jambe ont pris une teinte brune, l'épiderme se laisse soulever par un liquide roussâtre, qui répand une odeur cadavérique. La gangrène paraît remonter jusqu'au creux poplité, elle occupe tout le mollet, mais elle respecte la région antero-externe de la jambe et le

pied dont la pâleur et l'œdème n'ont pas varié depuis l'entrée du malade. L'état général s'est encore aggravé. M Guinard pratique l'amputation de cuisse à la partie moyenne

Dès le lendemain, l'état du malade s'améliore. Le moignon qu'on n'a point suturé se ferme peu à peu. Six semaines après, il ne reste plus qu'une plaie insignifiante et l'état général du malade est excellent.

Dissection du membre amputé — L'artère poplitée est rompue immédiatement au-dessous de l'anneau du troisième adducteur. Les deux bouts écartés sont toujours réunis par le lambeau de paroi artérielle constaté à l'opération. Les ligatures ont parfaitement tenu, l'artère seule a été liée, la veine semble indemne.

L'artère disséquée vers la périphérie se présente comme un gros cordon noirâtre dont le doigt peut pétrir le contenu pâteux : on la croirait remplie par une injection de suif mollement poussée. Cette disposition persiste dans les artères secondaires, les jumelles en particulier et dans les artères postérieures de la jambe, jnsqu'à la partie moyenne du mollet Au dessous, ces artères redeviennent perméables, quant à la tibiale antérieure, elle est normale dans toute son étendue et par elle on injecte très facilement tout le pied et la partie inférieure de la jambe. La gangrène est donc très exactement limitée au territoire des artères thrombosées.

Les muscles de la région postérieure de la jambe baignent dans une bouillie noirâtre, d'une odeur infecte, mélangée de gaz. De vastes clapiers fusent très haut entre les muscles de la cuisse. Le pied, la loge antéro-externe de la jambe ne sont pas gangrénés : on y trouve que de l'œdème.

On ouvre les artères et on les étale sur un liège. Au niveau de la rupture, il est impossible de reconnaître aucune des tuniques artérielles dans le lambeau informe qui réunit les deux bouts du vaisseau. Au dessus et au-dessous les parois de l'artère sont normales ; les tuniques artérielles ne sont nullement recroquevillées dans la lumière vasculaire obstruée seulement par un caillot sanguin.

Dans le bout supérieur, le caillot s'arrête à 2 centimètres, c'est à-dire au niveau de la première collatérale. C'est un caillot fibrineux

contemporain de la ligature. Dans le bout inférieur, le caillot cruorique est très long , il commence à la ligature de la poplitée ; il occupe toute la partie inférieure de cette artère , il se prolonge dans
les grosses collatérales ; il descend dans le tronc tibio-péronier, la
tibiale postérieure, la péronière jusqu'au milieu du mollet, où il se
termine en s'effilant. Dans la tibiale antérieure, il s'arrête net
au niveau du point où cette artère surcroise le ligament interosseux.
C'est un caillot rouge, mou, peu résistant, qu'on détache sans peine
de la paroi vasculaire .

Les artères thrombosées semblent saines, leur élasticité paraît normale , elles ne présentent ni épaississements, ni indurations, ni in-
filtrations calcaires qui permettraient d'y reconnaître l'athérome.

La veine est remplie par un caillot dans tout son trajet poplité,
mais ses tuniques sont intactes Le caillot plus ferme, plus blanc que
le caillot artériel s'arrête au niveau même de la rupture de l'artère,
comme si on avait placé là une ligature assez lâche pour ménager
les tuniques de la veine et assez serrée pour arrêter le cours du
sang.

Du côté des nerfs, il n'y a rien à noter.

Obs. XXX. — Recueillie à Saint-Louis dans le service de M. le
Dr RICARD, grâce à l'obligeance de notre collègue MATRY.

Rosalie P.. , 45 ans.

Le 28 janvier 1906 cette malade fit une chute dans un escalier et
elle entra à l'hôpital Saint-Louis avec des lésions considérables au
niveau du coude gauche.

Il existait à la partie antérieure et interne du coude une plaie
longue de plusieurs centimètres, à travers laquelle faisait issue
l'extrémité inférieure de l'humérus. On constatait une fracture sus-
condylienne de cet os, compliquant une luxation en arrière et en
dehors de l'extrémité articulaire de l'avant-bras.

La main gauche était froide et violacée ; on ne sentait plus le
pouls radial.

La plaie fut nettoyée avec soin , après quoi la luxation et la fracture furent réduites et le membre fut placé en demi-flexion dans une gouttière garnie de ouate.

Une suppuration assez abondante s'établit néanmoins et huit jours après l'accident on vit survenir une hémorragie considérable au niveau de la plaie. Il n'était pas douteux que l'artère humérale n'eut été rompue incomplètement au moment de l'accident : les troubles circulatoires constatés au niveau de la main en témoignaient. Le segment du vaisseau meurtri s'était ensuite mortifié et l'escarre, ramollie par la suppuration, s'était détachée en produisant une perte de substance dans la paroi vasculaire.

Il fallut agrandir la plaie, découvrir l'artère humérale ulcérée et y placer deux ligatures.

Un érysipèle se développa alors autour de la blessure et la malade partit à Aubervilliers. Elle rentra à Saint-Louis le 17 mai, présentant une ankylose du coude en demi-flexion, un membre supérieur considérablement atrophié et souffrant de douleurs vagues, de fourmillements au niveau de l'avant-bras et de la main. Le pouls radial était toujours absent ; mais la sensibilité était partout conservée et la température du côté malade était la même que celle du côté sain.

On pratiqua une résection du coude ; et actuellement (1er juillet) huit jours après l'opération, la malade se trouve dans un excellent état général ; mais les battements artériels n'ont toujours pas reparu et la sensation d'engourdissement persiste au niveau de la main.

Obs. XXXI. — Recueillie dans le service de M. le Dr RICARD, grâce à l'obligeance de notre collègue MATRY.

Eugène C..., 47 ans.

Le 21 juin 1906 ce malade fut renversé par une voiture et pendant qu'il essayait de se relever, la roue lui passa sur le membre supérieur gauche, en suivant un trajet oblique de l'épaule au bord interne de l'avant-bras. Il fut transporté à l'hôpital Saint-Louis, salle Cloquet.

A son arrivée on constata des contusions multiples du membre écrasé ; une plaie circulaire large de 2 centimètres s'ouvrait à la partie antérieure du coude et des muscles venaient y faire hernie ; deux autres plaies s'allongeaient obliquement sur la face antérieure de l'avant-bras et laissaient à découvert l'aponévrose ; des ecchymoses multiples remontaient jusqu'à l'aisselle et descendaient jusqu'au poignet. Les téguments étaient décollés sur plusieurs points, comme si la violence extérieure les avait arrachés des plans profonds. A la palpation on sentait par places des régions fluctuantes, correspondant à des foyers de contusion profonde et à des épanchements sanguins ; on trouvait le long du bord interne du biceps une voussure allongée, de consistance pâteuse, qui remontait jusqu'au tiers supérieur du bras.

Les battements de la radiale n'étaient pas sentis, non plus que ceux de la cubitale. La main gauche était plus pâle et plus froide que la droite ; sa sensibilité se trouvait diminuée et les mouvements des doigts étaient très pénibles. Tous ces signes permettaient d'affirmer une rupture incomplète de l'artère humérale, siégeant probablement vers son tiers inférieur et produite a la fois par l'attrition et par l'arrachement du vaisseau.

Tout le membre fut nettoyé avec soin, toutes les plaies furent désinfectées minutieusement ; puis on pratiqua un enveloppement ouaté aseptique, sans chercher à découvrir l'artère blessée pour la suturer après résection ou pour la lier.

La circulation sembla alors se rétablir ; la main se réchauffa et retrouva sa sensibilité normale ; mais l'absence du pouls persista dans la radiale.

Les jours suivants la température s'éleva à 39°, 39°5 ; l'état général devint mauvais . langue sèche, teinte subictérique des téguments, urines rares, somnolence. On pratiqua alors de larges incisions au niveau des foyers de contusion ; et l'on passa de gros drains d'une ouverture à l'autre. Le trajet de ces drains s'étant sphacélé ; on les remplaça par des mèches de gaz, trempées dans une solution de permanganate de potasse à 1 p. 1000. Ce pansement renouvelé journellement donna les meilleurs résultats : aujourd'hui (10 juillet) l'état général du malade est excellent ; les plaies bourgeonnent activement ; la main est chaude et sensible, bien que le pouls radial soit toujours absent. Bref, il n'est pas douteux maintenant que le malade ne sorte indemne de la terrible aventure qui a failli lui coûter un bras.

CONCLUSIONS

Les ruptures traumatiques des artères se rencontrent
dans des circonstances très différentes.

Tantôt elles se produisent par attrition directe, quand le
choc vient porter en plein sur le trajet d'un vaisseau : elles
s'observent dans les blessures par armes à feu, dans les
contusions graves qui résultent des broiements ou des écrasements des membres. — Les violences considérables qui
entrent alors en jeu, déterminent d'ordinaire des désordres
concomitants au niveau des parties molles, des os ou des
jointures.

Tantôt elles se font à distance du point frappé par le
traumatisme ; elles s'accompagnent encore nécessairement
de fractures ou de luxations ; car la coudure ou l'étirement
des vaisseaux sont leurs conditions indispensables et toute
violence extérieure qui tend à les produire doit triompher
d'abord de la résistance du squelette et des ligaments articulaires.

Les ruptures artérielles pourraient succéder enfin à des
mouvements trop brusques ou trop étendus et de grands
efforts.

Elles se produisent par l'un des mécanismes suivants :
arrachement, écrasement, éclatement, qui interviennent
isolément ou se combinent pour agir. Le plus important

de tous est l'arrachement, d'abord parce qu'il joue un rôle dans tous les cas, ensuite parce que ce rôle est d'ordinaire prépondérant.

Quelle que soit la diversité des causes des ruptures artérielles et la complexité de leur mécanisme, il est possible de les réunir dans une étude d'ensemble à un triple point de vue.

Anatomiquement, quel que soit le mécanisme, un fait est constant : c'est la tunique interne qui cède la première. Les lésions commencent toujours à l'endartère ; quand elles ne dépassent pas la tunique moyenne, la rupture est incomplète ; si l'adventice se trouve à son tour intéressée, la rupture est complète. — L'oblitération secondaire du vaisseau est la règle dans les ruptures incomplètes. L'obstruction artérielle est possible également dans les ruptures complètes ; ou bien, et c'est l'éventualité la plus fréquente, une hémorragie se produit et aboutit à la formation d'un hématome.

Cliniquement, les ruptures artérielles établissent une analogie très remarquable entre des traumatismes qui sont à d'autres points de vue bien différents. Qu'il s'agisse d'une contusion, d'une fracture, ou d'une luxation, ce qui est important, ce qui domine d'emblée la situation, c'est la lésion d'une grosse artère, en raison des accidents graves qu'elle déterminera à brève échéance : sphacèle et mutilation au point de vue local, complications septiques et infection au point de vue général. Il y a donc intérêt à connaître les signes d'arrêt circulatoire qui permettent dans tous les cas de faire le diagnostic de cette redoutable lésion : disparition du pouls au-dessous du point lésé, pâleur et refroidisse-

ment du membre blessé, perte de la sensibilité, paralysie-
des muscles ischémiés.

Le pronostic est d'une extrême gravité : la guérison est
possible quand la circulation se rétablit par les voies collatérales, mais elle est exceptionnelle et en tous cas toujours
incomplète : l'atrophie des muscles, l'œdème permanent de
tout le membre, empêchent le rétablissement intégral de
la fonction.

La gangrène est la conséquence ordinaire des ruptures
artérielles ; tantôt elle est humide, envahissante, diffuse
avec phénomènes généraux graves, tantôt elle est sèche et
circonscrite. Elle s'explique par la thrombose étendue du
vaisseau principal, par l'altération des branches collatérales, par l'existence de fragments emboliques projetés dans
les artères périphériques, et fréquemment enfin par la présence d'un hématome, qui peut exercer sur tout le système
circulatoire une compression parfois considérable.

Le *traitement* obéit à des règles générales en dépit de la
diversité des aspects cliniques. Hormis le cas de complications septiques menaçant de suite l'existence même du
blessé, il faut se garder de toute amputation et de toute
désarticulation immédiates : opérer pendant la phase initiale du shock, ou pendant la période de résistance amoindrie qui la suit, c'est condamner le blessé à une mort à peu
près certaine ; d'autre part, l'intervention pratiquée d'emblée demande un sacrifice trop large.

Le premier soin du chirurgien consistera à désinfecter
minutieusement le membre blessé et à l'envelopper avec
soin. Dans la majorité des cas, il ne tentera rien de plus ;
toute opération plus complexe, suture, résection artérielle,

ligature même, est toujours inutile et risque souvent d'être dangereuse. Seule, la présence d'un foyer d'attrition étendu et d'un épanchement sanguin abondant justifiera l'opération, qui consistera simplement à inciser l'hématome et à le vider de son contenu. Si rien ne saigne, il sera tout à fait inutile d'aller à la recherche du vaisseau lésé pour le lier. Cette ligature devra naturellement être pratiquée quand l'artère totalement rompue sera le siège d'une hémorragie.

A une période éloignée du début des accidents on devra amputer dès que les complications septiques deviendront menaçantes ; quand elles auront cessé de planer sur le blessé et quand la gangrène sera limitée d'une manière définitive, la période des opérations complémentaires s'ouvrira.

BIBLIOGRAPHIE

1819 **Hogdson**. — *Maladies des artères et des veines.*

1836. **Cloquet**. — Rupture des tuniques internes de l'artère humérale
Amputation, *Gaz. Med* , p. 58.

1847. **Malgaigne**. — *Traite des fractures et des luxations.*

1852 **Roux**. — Mémoire sur les maladies du système vasculaire san
guin *Bull. Soc. de chirurgie*, t. II.

1862. **Broca** — Obliteration du tronc arteriel fémoro-poplité et des
veines correspondantes. Gangrene. Amputation. Mort. *Bull,
Soc. de chirurgie* (avril)

1866. **Cadier**. — *Blessures des arteres*. These de Paris, t II.

1868. **Bourdillat**. — Obliteration de l'artere femorale consécutive à une
contusion. *Bull. Soc anat* , p. 518.

Pozzi. — Rupture de l'artere femorale par contusion de la cuisse ;
attrition du bout supérieur ; arrachement du bout inferieur
Bull. Soc. anat., p. 552.

1871. **Verneuil**. — Section des grosses arteres par projectiles de guerre.
Bull. Soc. de chirurgie (14 juin).

1872. — Rupture des tuniques internes de la carotide interne. *Bull. de
l'Acad. de Méd.* (16 janvier).

— Rupture des arteres radiale et cubitale (Lettre à M. Notta)
Gaz. hebdomad. (23 février)

Nicaise. — *Des plaies et de la ligature des veines*. These d'agre-
gation.

1873. **Verneuil**. — Des lesions vasculaires qui accompagnent les fractures. *Bull. Soc. anat.*, p. 153.

1874. **Cival**. — *Quelques considerations sur un cas de rupture complete de
l'artere poplitée sans lesions des téguments*. These de Paris.

1875. **Marchand**. — *Des accidents qui peuvent compliquer la réduction
des luxations traumatiques* These d'agrégation.

Nepveu. — Des lesions vasculaires dans les fractures. *Bull. Soc.
de chirurgie*,   365.

Duret. — Plaie par écrasement des membres inférieurs ; lésions des vaisseaux. *Bull. Soc. anat*, p. 317.

Bouveret. — Rupture de la veine fémorale ; contusion de l'artère fémorale. *Bull. Soc. anat.*, p. 443.

1876 **Horteloup.** — Oblitération de l'artère humérale chez un individu atteint de fracture de la clavicule. Discussion : Verneuil, Tillaux, Terrier. *Bull. Soc. de chirurgie*, p. 687.

1877. **Chuquet.** — Fracture des os du genou. Rupture de la tunique interne de la poplitée. Thrombose. *Bull. Soc. anat.*, p. 105.
— Deux cas de plaie artérielle par écrasement *Bull. Soc. anat.*, p. 290.

Berger. — Contusions et plaies contuses des arteres. *Bull. Soc. anat.*, p. 461.

Bimbenet. — *De la rupture interne ou incomplete des arteres.* These de Paris.

1878. **Duret.** — Sur les lésions artérielles dans les traumatismes. *Bull. Soc. anat.*, p. 335.

Kirmisson. — Ecrasement de la cuisse droite. Rupture de l'artère et de la veine fémorales. Anévrysme diffus. Amputation. Examen des vaisseaux rompus. *Bull. Soc anat*, p. 337.

Chavanis. — *De l'obstruction artérielle consécutive aux traumatismes.* Thèse de Lyon.

Marc Sée. — Coup de feu dans l'aisselle. Hémorragie considérable. Suppression du pouls dans l'artere radiale. Guérison. Discussion : Verneuil, Boinet, Terrier. *Bull. Soc. de chirurg*, p. 347.

1879. **Decaye.** — *Des plaies artérielles par écrasement sans lésions des téguments.* These de Paris.

1882. **Dieterlen.** — Contusion de l'artère poplitée sans plaie des téguments. Thrombose consécutive. *France médicale.*

1883. **Piéchaud.** — Luxation du genou en avant. Oblitération de l'artere poplitée. *Revue de chirurgie*, p. 186.

1884. **Cras.** — De la rupture de l'artere axillaire dans les luxations de l'épaule. *Bull. Soc. de chirurg.*, p. 739.

Lidell. — *Encyclopédie internationale de chirurgie*, t. III.

Jüngst. — Gangran nach subcutaner isolirter Verletzung der Arterien intima. *Berlin. klin. Woch.*, n° 25, p 25.

1886. **Sheperd.** — Traitement des blessures de l'artere tibiale antérieure dans les fractures compliquées de jambe. *Annals of Surgery*, vol. 1, n° 1, p. 7.

Bruns. — *Die Lehren von den Knochenbruchen.* Stuttgart, fasc. 27 de la *Deutsche Chirurgie* de Billroth et Lucke.

1888. **Delorme**. — *Traité de chirurgie de guerre*, t. I.
    Potherat. — Contusion de la poplitée. Rupture de la tunique interne, *Bull. Soc. anat.*, p. 298.

1889. **Defrance**. — *Contribution à l'étude de la déchirure partielle des parois des artères*. Thèse de Paris.

1890. **Vèzes**. — *Anévrysmes des artères de la jambe*. Thèse de Paris.
    Chauvel et Nimier. — *Traité pratique de chirurgie d'armée*.

1891. **Gangolphe** et **Courmont**. — Recherches anatomo-pathologiques expérimentales et cliniques, relatives à la fievre aseptique, consécutive à l'oblitération vasculaire. *Ve Congrès français de chirurgie*.
    Brümmer. — Ein Fall von Gangran des Fusses infolge eines Hufschlages gegen den Unterleib. Pirogoffs'ehe Fussamputation *Deutsche militararztliche Zeitschrift*, p. 427.

1892. **Adam**. — La luxation traumatique du genou en avant. *Gaz. des Hôp.*, p. 113.

1894 **Ribereau**. — *Contribution à l'étude des ruptures primitives de l'artère axillaire*. Thèse de Bordeaux.

1895. **Picou**. — Contusion de l'artère poplitée gauche, rupture de sa tunique interne ; thrombose ; gangrene de la jambe, amputation de la cuisse au tiers inférieur. *Bull. Soc. anat*, p. 260.

1896. **Delore**. — Gangrène du membre inferieur consécutif à un écrasement des vaisseaux poplités sans lésions osseuses. *Province Médicale*, p. 361.
    Reclus. — De la conservation systématique dans les traumatismes des membres. *Rev. de chirurgie*, p 3

1896-97. — **Le Dentu** et **Delbet**. — *Traité de chirurgie clinique et opératoire* ; articles de Delbet, Rieffel, Cahier.
    Duplay et Reclus. — *Traité de chirurgie* ; articles de Michaux, Ricard, Nelaton.

1897 **Murphy**. — Artere axillaire perforée par une balle de revolver ; résection suivie de suture. *Medical Record*, New-York (16 janv).
    Phocas. — Fracture de cuisse avec section des vaisseaux fémoraux ; conservation du membre. *Le Nord médical*.

1898. **Rivet**. — De la contusion des carotides. *Sem. méd.*, p. 99.
    Lejars. — Des ruptures sous-cutanées directes des grosses artères et des gangrenes consécutives. *Rev. de chirurg*, p. 290.
    Schulz. — Rupture totale de l'artère poplitee. *Deutsche Zeitsch. f. Chir.*, XLVI.
    Bonfils. — *Etude des lésions de l'artère axillaire dans la réduction des luxations de l'épaule*. Thèse de Paris

1899. **Legueu et Meslay.** — Contusion artérielle et anévrysme traumatique. *Bull. Soc. anat.*, p 470.

1900. **Bouglé.** — Sutures artérielles. *Bull. Soc. anat.*, p. 764.

Morestin. — Traumatisme du cou-de-pied. Fracture du péroné, de la malléole interne, du calcaneum. Rupture des arteres plantaires. Sphacèle étendu des téguments. Amputation de jambe. *Bull. Soc. anat.*, p. 409

1901. **Michel.** — Rupture sous-cutanée directe de l'artere humérale. Oblitération consécutive. Guérison sans gangrene. *Gaz. des hôpit*, p. 49.

Lejars. — *Chirurgie d'urgence.*

Bouglé. — Sur la suture artérielle circulaire. *Arch de médec expérim.* (mars).

— *Chirurgie des arteres, veines, lymphatiques et nerfs* (Bibliotheque de chirurgie contemporaine), Paris.

Merle — *Occlusion de l'artere poplitée par rupture de ses tuniques interne et moyenne* These de Paris.

1902. **Birt** — Du traitement des anevrysmes traumatiques par la suture proximale seule. *British Medical Journal*, p 641.

Mauclaire et Bourguignon. — Ecrasement de l'aile de l'os iliaque compliqué de rupture de l'artère iliaque externe. *Bull. Soc. anat.*, p. 230.

Morestin — Rupture incomplete de la poplitée coincidant avec une fracture du fémur. *Bull. Soc. anat.*, p. 233.

Lejars. — De l'attrition sous-cutanée directe des grosses artères. *Bull. Soc. de chirurgie*, p. 609.

1903. **Jensen.** — Perforation de l'artère fémorale par une balle ; résection suivie de suture circulaire. *Arch. f. klin. Chirurg.*, t. 69, p. 938.

1904. **Wiart.** — Un cas de suture artérielle. *Bull. Soc. anat*, p. 347.

1905 **Nimier.** — De la conservation dans le traitement des traumatismes des membres. *XVIII° Congres de chirurgie.*

Morestin. — De la conservation dans les traumatismes des membres *XVIII° Congres de chirurgie.*

Picquet et Claeys. — Rupture traumatique de l'artere poplitée. *Bull Soc. anat.*, p. 928

Imp. J. Thevenot, Saint-Dizier (Haute-Marne).

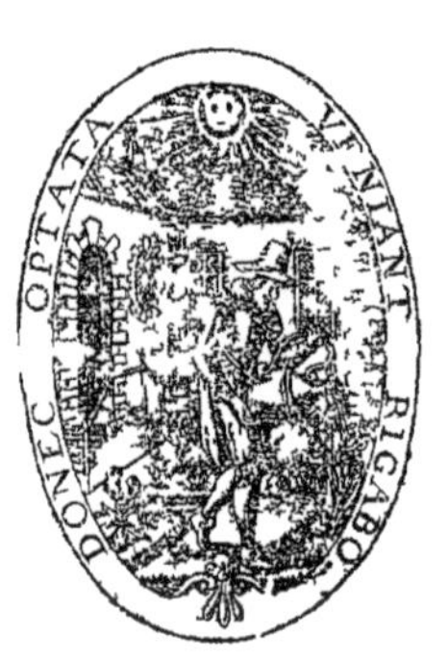

www.ingramcontent.com/pod-product-compliance
Ingram Content Group UK Ltd.
Pitfield, Milton Keynes, MK11 3LW, UK
UKHW020204130726
13696UKWH00002B/712